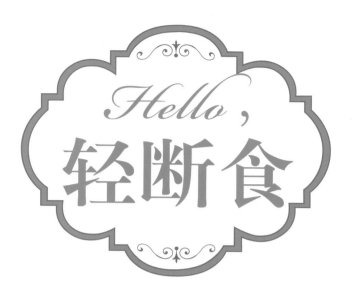

Hello,
轻断食

（韩国）庆美妮 / 著

邢青青 / 译

轻断食专属定制食谱，身体与心灵的能量厨房

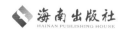
海南出版社
HAINAN PUBLISHING HOUSE

DRINK FRESH JUICE,
EAT REAL FOOD
DETOX YOUR BODY!
RESET YOUR LIFE!

毫无缘由地感到身体疲惫，无精打采？
担心喝水也会增肥？

利用周末让疲惫不堪的身体获得真正的休息吧！
轻断食能排出体内毒素，
重新恢复身体的免疫力与再生力，
是最有效的排毒方式。
当我们的身体变干净，
苗条的身材与光滑的皮肤也将重现。
只要体验过一次身体与心灵均处于自由的
最佳状态的感觉，
就会永远不想失去它。
轻断食让身心自由！

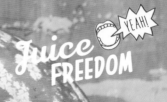

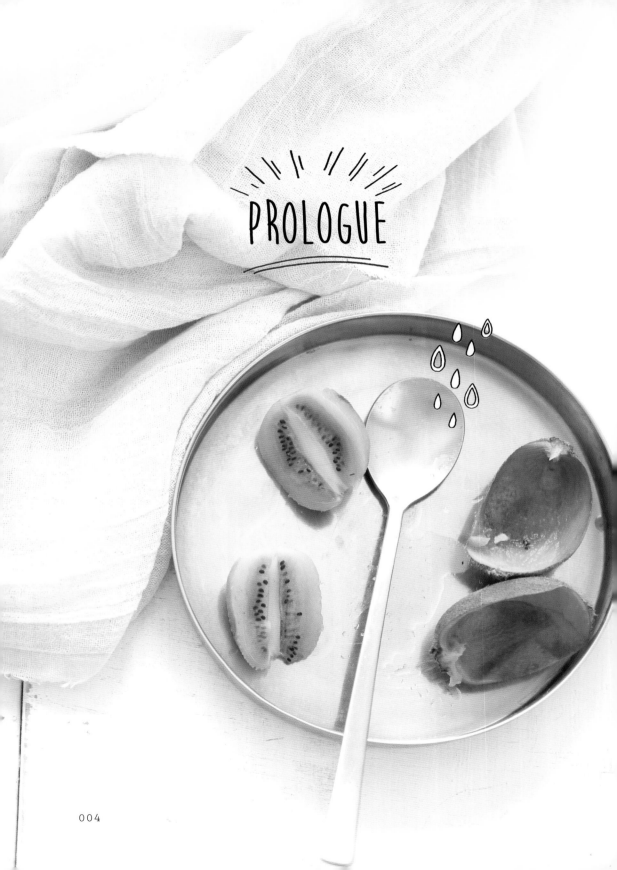

PROLOGUE

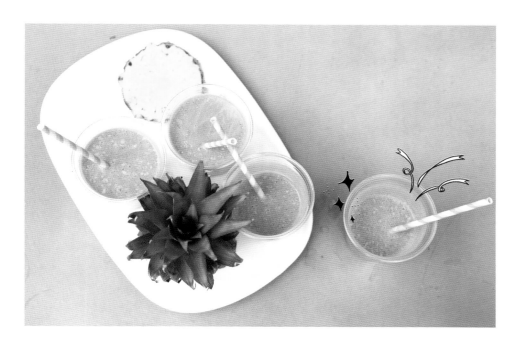

BEAUTY BEGINS THE MOMENT
YOU DECIDE TO BE YOURSELF

遇见真实自我的时刻，
轻断食时间

　　我很不舒服，身心都不舒服。然而我并没有生什么病，只是昏昏欲睡，身体疲惫。我以为这是上了年纪，忙碌的上班族都会有的现象，而且大家都是这样日复一日的生活，却没有想过这就是身体发出的警告。但情况愈来愈严重，惊觉到不能再继续下去之后，我便开始学习轻断食，期间了解到了生食（Raw Food）与排毒（Detox）。

　　在坚持一周都喝能排出身体毒素的绿色果昔后，奇妙的事情发生了！我惊奇地发现早晨不用闹钟也可以自然醒来！以前早晨起床后，我必须喝一杯浓咖啡才能使混沌的大脑变清醒。而现在的我骄傲地发现，我的身体变得轻盈，饭后不再犯困，状态大为好转。我想只有"奇迹"一词才能描述我身体的这些变化。其奥秘就是，改变饮食！

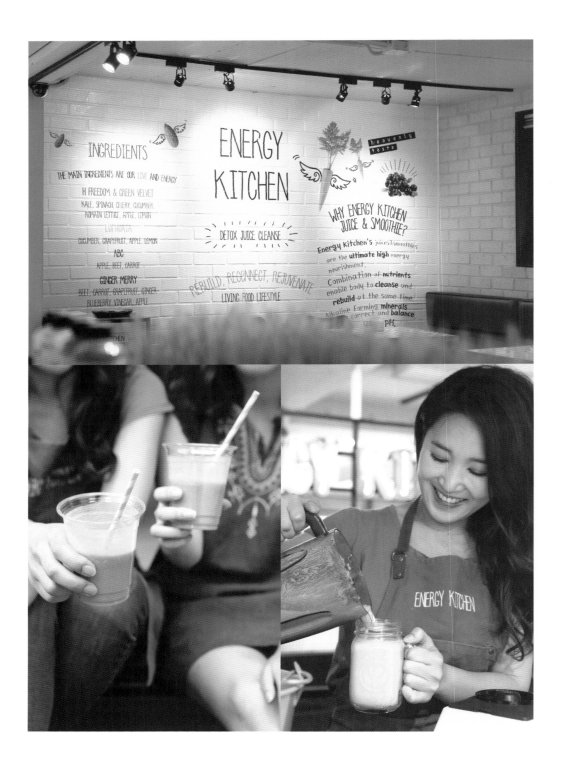

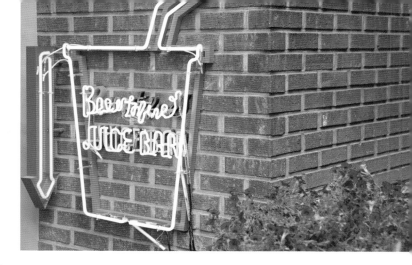

WELCOME TO THE
ENERGY KITCHEN

变漂亮的最佳方法，关键在于新鲜蔬菜与水果。
这是最简单快速的方法。

在接触了以排毒和生食为核心的生活方式后，我对轻断食产生了浓厚的兴趣，萌生了钻研这种生活方式的想法。于是我辞掉工作，奔赴纽约攻读健康学硕士学位，期间我努力学习多位生食专家的轻断食排毒疗法，认真学习相关课程。我还参加了伍德斯托克水果节(The Woodstock Fruit Festival)，来自世界各地热爱生食的人们聚集在一起，进行为期一周的100%生食体验。对我而言，这是一次难忘的经历。

在位于波多黎各的安威格莫尔自然健康研究所(Ann Wigmore Natural Health Institute)，我体验到了最惊人的变化。安威格莫尔(Ann Wigmore)被称为生食界的教主，她提倡的"小麦草汁"和"能量汤"帮助许多人恢复了健康。我这几年一直在吃生食，因此来到这里前并没有期待身体会有多大的变化。然而按照这里的食谱吃了三天后，我发现自己瘦了2kg，肚子明显变小，而且皮肤也一天天变得明亮娇嫩！站在镜子前，看到这么明显的变化，我兴奋得想要跳起来！由此我意识到，生活中的饮食是多么重要。也正是此时，我决心在韩国开一家排毒果蔬汁吧。看到这个每天为身体补充能量的神奇厨房，我将它起名为"能量厨房"。我想让更多的人获得这种自然的能量。因此，能量厨房虽然以出售排毒果蔬汁为主，但让每个家庭都拥有自己的"能量厨房"也是我的目标之一。

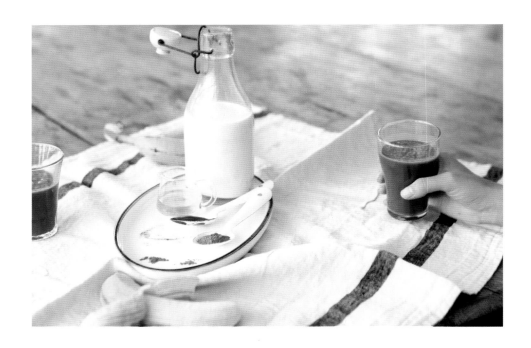

IT'S NOT A DIET
IT'S A LIFESTYLE

问题的关键不在于赘肉，而在于生活，
轻断食是一种生活方式！

在发现新鲜蔬果的能量之前，我和其他的女孩一样，喜欢穿得漂漂亮亮和朋友们一起去吃美味但油腻的食物。不过现在的我不再注重衣服，而是更关心能直接接触到皮肤的洗面奶和乳液。因为我发现轻断食之后，身体是如此的舒服，充满能量的生活是多么幸福。

以前的我非常喜欢买各种功效的化妆品。而现在，每当皮肤状态不佳时，我会多吃新鲜的蔬菜来帮助身体调整状态。因为我知道，内调比外涂更加重要。只有身体内部干净清爽，呈现在外面的状态才会舒爽自然。

通过轻断食达到身体的最佳状态后，你就不会想要失去这种状态，也不会想再次重返无精打采、疲倦无力的时候。许多人为了减肥而开始轻断食，但当他们体验到轻断食的"能量"后，对于"赘肉"的执念会逐渐减少，轻断食对他们而言变成了一种生活方式。因此，轻断食不仅是单纯的饮食习惯，更是一种"生活方式"。

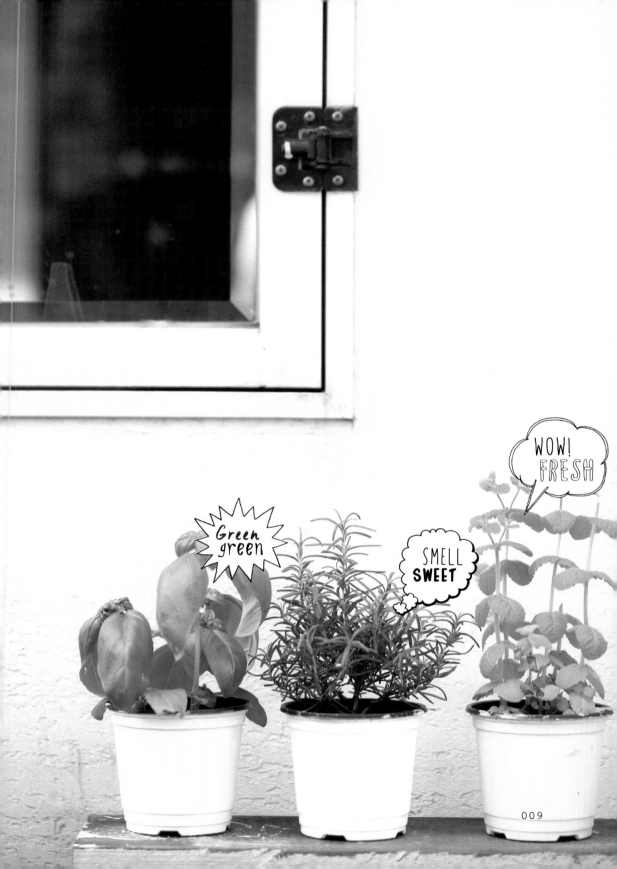

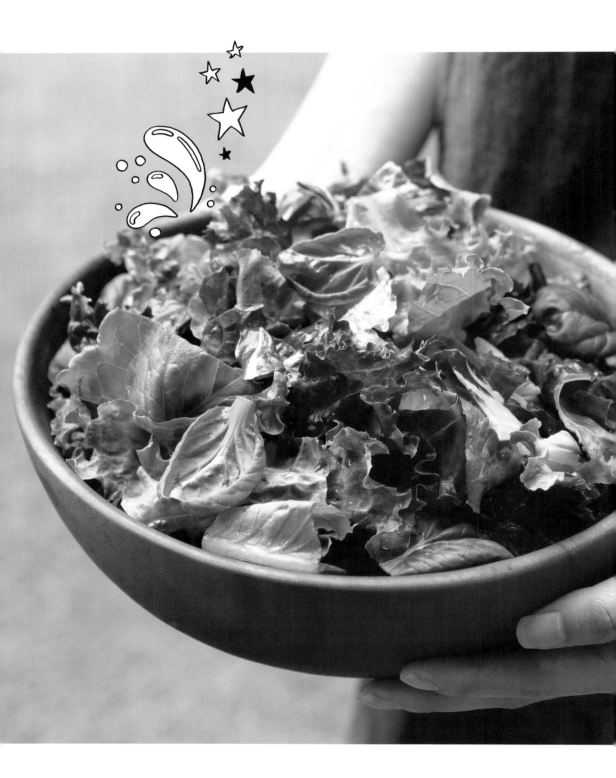

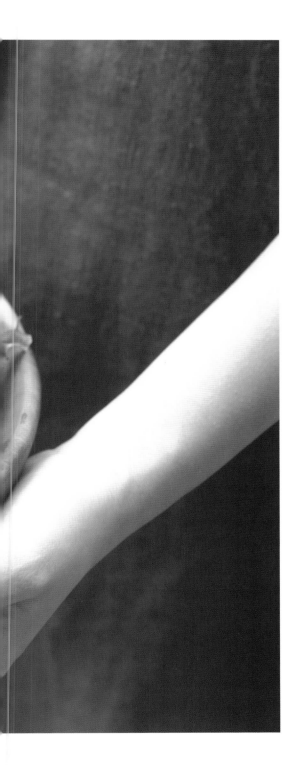

GO GREEN, GREEN, GREEN!

这个周末，
去体验一次轻断食吧。

　　人们常说"世上无难事只怕有心人"，只要下定决心，改变自己的食谱似乎并不难，但长年累月养成的饮食习惯很难一下子改变。所以，我们不必做太多心理准备，只需闭上眼睛，体验数日的轻断食之旅。在体验的过程中，你会惊喜地感受到身体由内而外的变化，内心也就不再抗拒更换食谱，同时变得更有幸福感。

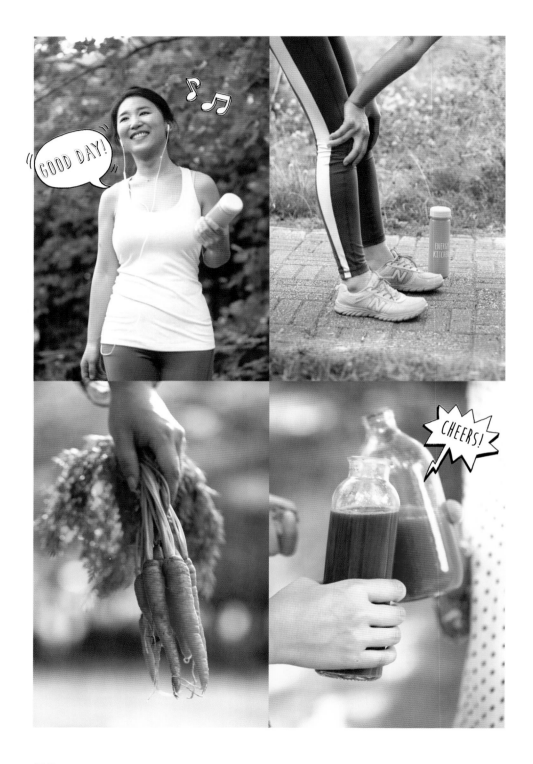

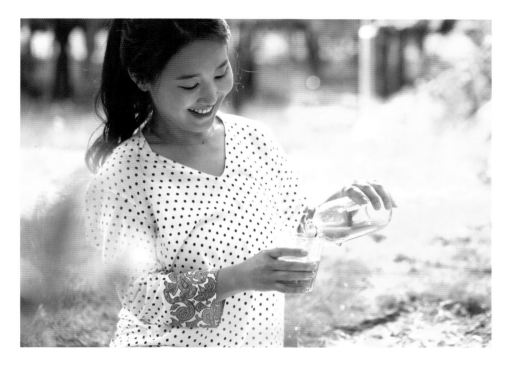

　　"修行（Retreat）"一词在韩国比较少见，在美国一般用其指代轻断食旅行。许多人利用周末或休假，抽出两天一夜的时间去轻断食旅行。"治愈"一词强调的是逃离现在的生活，通过休息使身心休养生息。而修行是另一种概念的"休息"。它指的不仅是休息，更强调生命能量的再补充，以及遇见充满生机活力的"自我"的旅程。

　　国外比较有名的修行项目，一般包括通过食用专家推荐的食谱进行排毒、散步、瑜伽、冥想等活动。只要想做，上班族完全可以利用周末时间在家里进行。请尽情享受自己去市场挑选新鲜蔬果，亲自动手做菜的乐趣吧！喝完排毒果蔬汁后，静静倾听身体与内心发出的声音。也可以暂时关掉手机，到附近的公园散步，或者和朋友去森林里探索大自然。

HA HA HA...
hahaha

hahaha
BLAH BLAH...

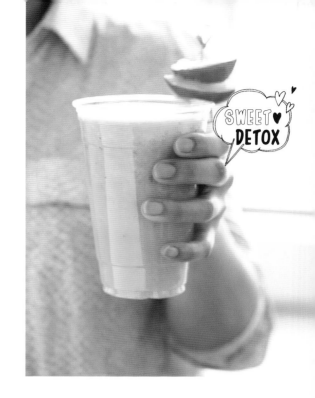

FREE YOUR BODY,
FREE YOUR MIND!

寻找名为
"轻断食"的幸福

　　有些人厌倦了平凡的生活，背起背包踏上旅程，经历一番辛苦后反而会体会到幸福。没有舒适的休息空间，历经困苦跋山涉水之后，他们才得以认识到真正的自己，体会真切的幸福。轻断食也有效利用了"放空"的智慧。通过排毒果蔬汁与排毒食谱让身体"放空"，我们会发现身体真正需要的是什么。在饮食种类多如牛毛的现代社会，人们很难体会到饮食带来的幸福。轻断食几天后，你就会发现一口水有多么珍贵，一杯排毒果蔬汁有多么甘甜。让我们一起发掘食物中隐藏的美味吧！

　　在本书中我最想说的是"幸福"。虽不能说这本轻断食书里讲的全部是幸福的方法，但无论是健康管理、减肥，亦或是排毒，最终的目的不都是变幸福吗？回首自身的经历，当我的饮食习惯变得健康后，我的心灵也随之变化，直到有一天我发现内心充满了"幸福"。从未将饮食与幸福联系在一起的我，身体却最先感受到了两者之间的关系。当身体变得健康，精神状态大为好转后，我开始寻找真正喜欢做的事情，并倾注热情尽力去做。如果排毒能够让身心变得自由轻松，并且让你寻找到幸福，为什么不去试试呢？放下心中的担忧与恐惧，在这个周末享受一次奇妙的轻断食之旅吧。

CONTENTS

2 CHAPTER TWO

The Juice Cleanse & DETOX PROGRAM
轻断食排毒疗法

DELICIOUS

1 CHAPTER ONE

DETOX YOUR BODY RESET YOUR LIFE
为身体排毒
遇见全新的自己

3
CHAPTER THREE

EVERYDAY DETOX RECIPE
每天享受美味的轻断食食谱

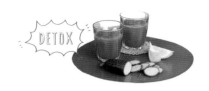

Vegan Milk Smoothie 蔬果奶昔

Beauty Smoothie 美丽果昔

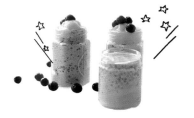

CHAPTER ONE

DETOX YOUR BODY, RESET YOUR LIFE

EAT ☜☜☜☞ WOW!

HEALTHY SLEEP

EXERCISE

LOVE a lot

YOUR THINK

BODY

NOW, now POSITIVELY

daily FEEL BE

YOUR SOUL HAPPY

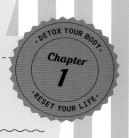

为身体排毒，
遇见全新的自己

　　不知何时起，越来越多的人开始关注"轻断食"这一概念。大家认为将藏身于身体某处的毒素清扫出去，就能够使常年疲劳或肥胖等痼疾不药而愈。轻断食超越了单纯的减肥和休息，是一种身体能量的再充电（Recharge）。为了达到通过丰富的营养重建（Rebuild）身体，通过轻断食达到重生（Reborn）的目的，首先我们应该重新认识饮食与我们自身的关系。

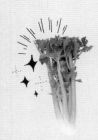

什么是轻断食？

随着"轻断食"一词的广泛流行，轻断食中的排毒"毒素"等词也演化出了多种含义。为了表达手机低头族的生活习惯，出现了"数码排毒"一词。而如果想要说明在复杂的人际关系中管理好自己的内心，可以使用"感情排毒"或者"心灵排毒"。"排毒"现在已经成为我们想"摆脱"身心负面能量时的常用语。一般而言，轻断食排毒疗法中的"毒素"指的是饮食过程中累积的废物、导致身体衰老的元凶活性氧，以及通过呼吸和皮肤摄入的有毒化学物质等。毒素长时间在体内累积，会妨碍新陈代谢，影响血液循环，使身体浮肿，各项机能减弱。轻断食就是将这些毒素排出体外，达到净化血液、清洁器官功效的过程。

1. 从内而外的女超人！通过轻断食恢复器官的生机！

为了身体健康，许多人热衷于服用保健食品或者自己亲自动手做有益于健康的食物，为身体提供丰富的营养。但其实在做这一步之前，我们应该做的是"清空"。只要我们身体的排泄消化器官运转良好，身体就能维持在健康状态。美国自然疗法中心的治疗方法就验证了这一原理，该中心的医生会建议一些大肠没有出现问题的病人先去清理大肠。蔬果中含有丰富的酶和水分，能够促进消化，帮助身体尽快将废物排出。另外，蔬果中的膳食纤维可以促进肠蠕动，将废物排出体外，是肠道的清扫工。

2. 轻断食不是单纯的减肥，而是净化血液的过程。

身体内的"毒素"是一种废物。摄取食物后经过新陈代谢，营养成分被身体吸收，其余的需要排出体外。但由于各种原因，一些废物没能排出体外，而是留在大肠或者顺着血液流淌到身体各处，导致身体不舒服。而身体中的毒素变多，则意味着血液不干净。因此，有助于排毒的食物实际上就是能够净化血液的食物。在进行轻断食排毒的咨询过程中，有的人是以减肥为目的进行轻断食，也有许多人是为了改善慢性腰痛、肩膀痛而进行轻断食。

3. 轻断食是遇见真实自己的旅程。

我想告诉大家，排出废物不过是轻断食的开始。进行了一次轻断食后，身体会变得干净。但如果还是重复之前的饮食习惯，毒素将再次累积，问题将再次出现。但是我们也不能一辈子都100%按照轻断食食谱的要求只喝果蔬汁。因此，我们应该首先牢记轻断食后身体的轻盈、精神的振奋等变化。然后观察自己喝哪种食材制作的果蔬汁时心情会变好，浮肿会减轻。这样我们就能制定自己的轻断食计划，根据不同的情况制定不同的食谱。轻断食不只是减肥，而是改变饮食习惯与对待身体态度的转折点。就像去陌生的地方旅行后，人们对待生活的观念会改变一样，轻断食是"遇见真实自己"的一场旅程。

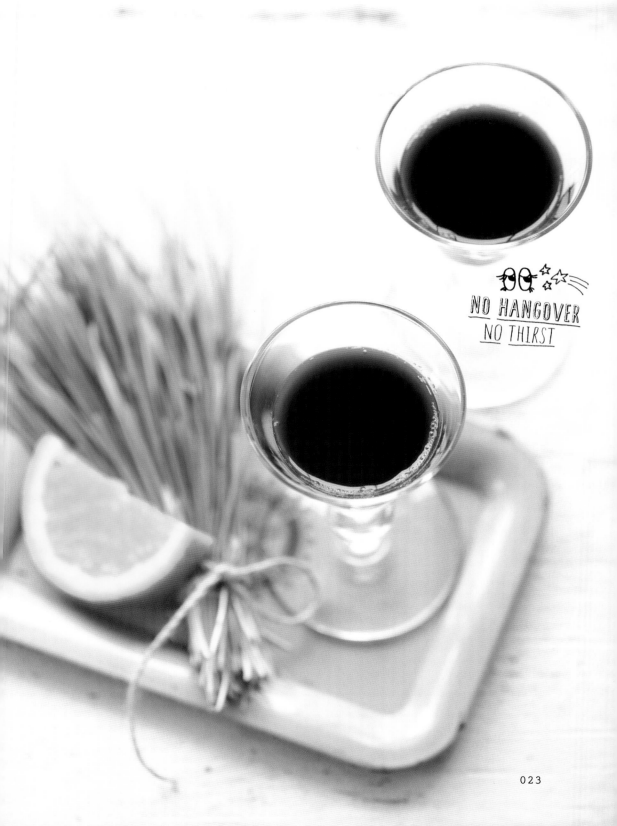

NO HANGOVER
NO THIRST

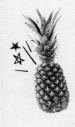

现代人为什么需要轻断食？

许多现代人的身体不适和一些疾病是由错误的饮食习惯造成的。特别是有些人没有患病，但总是有头痛、身体不适、肩膀酸痛、浮肿、消化不良等症状，即使去医院问诊，也无法得到准确的诊断。

在过去物质匮乏的年代，人们经常因为吃不饱患病。而现代社会，人们却常因为吃得太好、营养过多而患病。由于错误的饮食习惯，不知不觉中，人们体内就已经累积了大量的毒素。

1: 从内而外的女超人！通过轻断食恢复器官的活力！

不只是大肠，肾脏、肝脏也是身体中具有解毒能力的器官。肾脏具有过滤血液的作用。但是吃太多的肉食会导致血液中尿酸过多，尿酸堵塞血管，使血液无法正常过滤。提倡果蔬汁治愈身体的葛森疗法强调了恢复肝功能的重要性。我们摄取的所有食物都会经过肝脏，在肝脏的作用过滤下，食物会转化为无毒的物质。如果肝脏出现问题，或者食用过多的高脂肪食物，会导致体内的毒素堆积，脂肪和胆固醇沉淀，最后出现胆结石。所以我们不提倡人们过多食用这些对内脏器官造成负担的食物，而是通过食用有助于排毒的食物恢复器官的活力。

2: 聪明女人的选择，内在美始于排毒！

古往今来，没有女人不想变漂亮。近来，"美丽"的答案源于身体内部的"内在美"概念备受人们关注。从身体内部开始变漂亮的内在美需要 4 个要素，分别是膳食纤维、酶、乳酸菌和超级食物。膳食纤维、酶、乳酸菌可以有效排出体内废物，清洁器官。轻断食食谱中列出的蔬菜与水果都富含这个要素。按照食谱清洁体内后，摄取具有抗氧化成分的超级食物可以有效防止老化。女性所向往的苗条身材和富有弹性的肌肤不是排毒的目标，而是在寻找身体均衡过程中自然产生的效果。

3: 抗衰老？轻断食真的可以延缓衰老！

延缓衰老的方法之一是"尽可能不使用身体"。这里的不使用身体不是指人们应该安静地躺在床上，而指的是应该尽量使"消化过程"变得简单有效。因为身体在消化食物时会消耗能量，所以吃的过多或不按点吃饭时，延长的消化时间会让身体感到疲惫。食物进入人的身体后与氧气结合燃烧才能产生能量，在这个过程中会出现活性氧，据说吃素食可以减少活性氧的含量。轻断食食谱中的食物许多都具有减少活性氧、帮助身体抗衰老的功效。另外，食谱中含有丰富的酶，也能够促进消化，防止衰老。

现在马上检查自己是否需要轻断食吧！这些就是身体所传递的需要进行排毒的信号。

　　当身体疲惫不堪，做任何事都无精打采的时候，抛下一切到外地去旅行，人的心情和身体就会变好，新的环境有助于人们调节心情。我们身体上出现之后又自动消失的症状都有可能是毒素积累的信号。通过轻断食改善饮食习惯，这些症状肯定会有明显的减轻。

Check list：需要排毒的信号

☑ 没有精神，十分忧郁。

☐ 难以进入深度睡眠，睡觉醒来也很困。

☐ 很容易变疲惫。

☐ 一整天无精打采，没有精神。

☐ 被慢性便秘困扰。

☐ 头脑不清楚，难以集中精神。

☐ 体重上升，减肥不见效果。

☐ 皮肤状况差。

☐ 月经不调。

☐ 白带过多。

☐ 眼睛分泌物过多。

☐ 容易感冒。

☐ 相比米饭更喜欢面包，身边经常有零食。

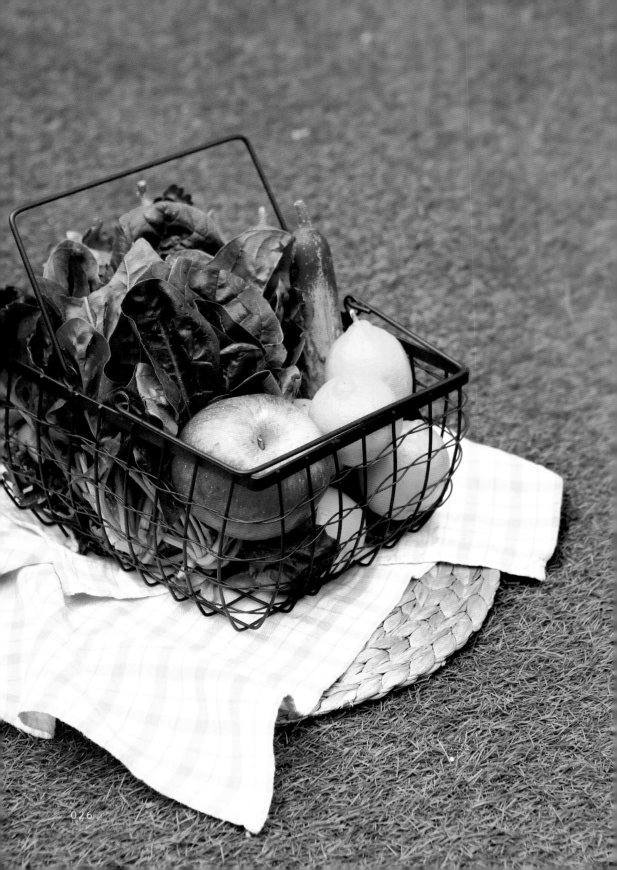

轻断食时应该吃些什么？

　　没有一种轻断食方法适合所有人。用果蔬汁代替饭固然可以排毒，但不是所有人都必须采用这样的方法。我们只需少吃加工食品，多吃新鲜蔬果就会有排毒的效果。所以说，如果知道了轻断食时应该吃什么、怎么吃，就能对健康有所帮助。

1. 想要达到排毒的效果，请吃绿叶蔬菜！

　　食用含有丰富"叶绿素（chlorophyll）"的芹菜、菠菜和麦苗等绿叶蔬菜，有助于净化血液。将蔬菜榨成汁能帮助身体迅速吸收其中的养分。麦苗或者芽苗等蔬菜，可以不用榨汁，直接放入口中多咀嚼几次就可以提高吸收率。不按照轻断食食谱去做，只是增加饮食中蔬菜与水果的比重，也可以起到排毒的作用。

2. 轻断食过程中，请选用含水量高的食物。

　　水分不仅能将食物中的养分送达各细胞处，还具有带走废物的解毒作用。那么哪些食物的含水量高呢？答案是新鲜的蔬菜与水果。之所以强调是"新鲜"的蔬果，是因为经过加工的蔬菜，水分会大幅减少。虽然不同的料理方式会使食物散发出不同的味道，但考虑到排毒的效果，直接生吃是最为有效的。当然我并不是说大家只吃蔬菜与水果，而是建议大家将食谱中蔬菜与水果的比例保持在 50%~70% 左右，这样能够提高排毒的效果。

3. 一日三餐杜绝加工食品与快餐有助于排毒。

　　如果很难做到一日三餐只喝果蔬汁排毒，可以小小地改动原有的食谱，减少加工食品和快餐。回想我们过去一周吃过的食物，加工食品和快餐的比重相当大。这类食品没有帮助消化的酶、帮助排出废物的纤维素、维持体内平衡的矿物质和维生素，这就意味着吃得越多，体内毒素累积得越多。

4. 感觉以上方法都很麻烦，那么使用天然酿造醋吧！

　　美国数家报社曾经刊登过题目为"忘掉绿色果蔬汁吧"的报道。报道中提到，明星米兰达·可儿和梅根·福克斯都喜欢喝醋，即天然酿造醋。这种食醋与经过化学发酵加工的普通食醋不同，具有理想的排毒效果。它含有丰富的醋酸，有助于肝脏解毒，并将身体内的各种废物与钠排出体外。另外，天然酿造醋是天然防腐剂和杀菌剂，同时含有消化酶。天然醋种类多样，有的用具有抗衰老作用的蓝莓制作而成，有的用糙米制作而成。在 100% 纯醋中可以根据自己的口味加入适量水或糖。

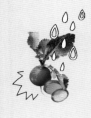

营养素也有限量，
现在我们需要的是细节的力量！

在现代社会，与营养缺乏相比，人们更担心的是营养过剩。尤其是碳水化合物、蛋白质、脂肪等营养素，很少有人缺乏。而维生素、矿物质、植物营养素等微量元素则不同。在加工食品与外出聚餐的食物中，微量元素的含量很少。轻断食是将身体中的废物排出体外，再为身体补充丰富的营养，使得身体得到重建，使能量再次重现的过程。也就是说，利于排毒的食物应该是易于消化吸收，并且为身体细胞与组织的重建提供能量的食物。从新鲜蔬果中获取的微量元素正是我们净化身体，提高免疫力的钥匙。

1: 轻断食利器，绿叶蔬菜中的叶绿素。

提到轻断食，便不能不提到绿叶蔬菜。因为绿叶蔬菜中含有丰富的叶绿素，能够净化血液。而且叶绿素的分子构造与红细胞中的血红蛋白相似，摄取充足的绿叶蔬菜可以促进血红蛋白的生成。

2: 加热后消失不见的酶。

酶在植物发芽生长的过程中起到了重要的作用。酶进入人的身体后有助于消化食物、吸收养分。但酶加热到48.8℃以上活性便会减弱，加热到54℃就会消失。因此食用未加热的新鲜蔬果能保证身体摄取食物中的酶。身体中缺少酶将不利于消化，导致废物堆积。因此，酶的摄取是排毒的重要组成部分。

3: 善良的细菌，益生菌（Probiotics）。

人的肠道中有400~500种细菌。人们总认为细菌是不好的，实际上有几百种对人健康有益的细菌，这些细菌能够生成维生素和各种营养成分，阻止体重增加。而且能够分泌抗菌物质，阻止病原菌引发的疾病发生。这种对身体有益的细菌即益生菌。想要体内有充足的益生菌，就需要我们通过"吃"来获得。摄取蛋白质和脂肪能使对人体有害的细菌数量增加，而摄取碳水化合物和膳食纤维能使益生菌增多。所以我们应该多吃含有膳食纤维的瓜果蔬菜，以增加体内益生菌的数量。

天然彩色食物能量——植物营养素。

　　想必大家都听过这种说法：日常饮食中，要合理搭配，均衡食用红色、绿色、黄色、紫色和白色等各种颜色的蔬菜。每一种颜色都具有特殊的能量，摄取不同颜色的蔬菜与水果，可以从心理上出现"颜色疗法"的效果。另外，不同颜色的蔬果，含有的植物营养素功效也不同，因此食用各种彩色蔬果，有助于实现营养的均衡。

　　植物为保护自身不受微生物、害虫和紫外线等外部环境的侵害而产生了植物营养素，它对人体有明显的抗氧化作用。不过需要注意的是，经过加热或加工后，植物营养素会遭到破坏，因此直接食用新鲜蔬果效果更好。

RED	抗氧化，提高免疫力，抑制大肠癌、胃癌细胞的生长，预防前列腺癌。	西红柿，苹果，红辣椒，甜菜，樱桃，草莓
GREEN	净化血液，预防眼部疾病。	小麦苗，大麦苗，苜蓿芽，西兰花，菠菜，羽衣甘蓝，卷心菜，螺旋藻，猕猴桃
YELLOW	抗氧化，提高免疫力，促进消化。	菠萝，胡萝卜，橙子，橘子，南瓜，柿子
PURPLE	预防胰腺癌，改善视力，降低胆固醇。	茄子，紫薯，紫甘蓝，葡萄，蓝莓，巴西莓
WHITE	防止细胞老化，抗炎，抗菌，保护支气管。	大蒜，洋葱，生姜，白萝卜，白菜，梨

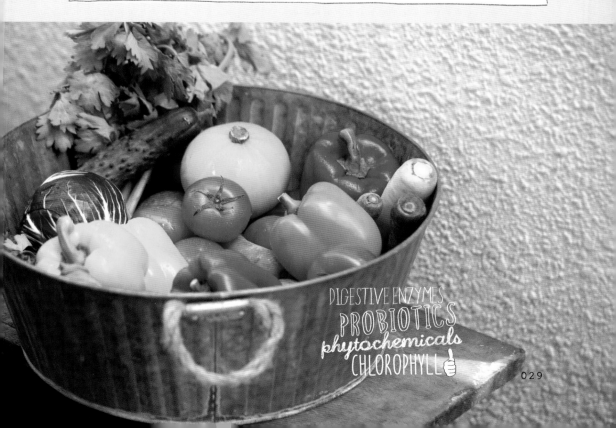

DIGESTIVE ENZYMES
PROBIOTICS
phytochemicals
CHLOROPHYLL

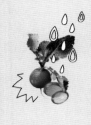

只属于自己的贵宾级礼遇——轻断食排毒疗法！

　　果蔬汁的摄取量因人而异，但也不会有太大的差异，一般每人每天应摄取 6 瓶 350ml 以上的果蔬汁。轻断食排毒疗法因具有明显的减肥效果著称。但这里的减肥不是指低卡路里的减肥，而是通过有效摄取水果蔬菜中的养分，排出体内不必要的废物和毒素，使得体重减轻的减肥方式。

　　与一般的减肥方法不同，喝果蔬汁是欧美明星们长期以来最喜欢的方式。特别是许多女明星在走红地毯之前，会连续几天只喝果蔬汁来净化减肥。喝果蔬汁不是最有效的减重方法，但女明星以及所有女人减肥的最终目的是"变漂亮"，考虑到这一点，喝果蔬汁无疑是最合适的减肥方法。

---

1. 对只减肉的减肥方法说不！皮肤的弹性也可以变好！

　　"最好的整形是减肥"，通过这句话就可以看出减肉对五官变清晰、脸蛋变漂亮有多么的重要。女性在减肥时，不仅要注重体重，也要注重"皮肤"。如果过度减肥引发皮肤暗淡、失去弹性，减掉的肉再多也没有意义。而果蔬汁净化排毒可以帮助我们排出体内毒素，为身体提供各种抗氧化成分、维生素和矿物质等。它还可以为我们解决皮肤问题，减轻黑眼圈等症状。

---

2. 只有真正的休息，才能完成排毒。真正的休息是让消化器官也得到休息！

　　轻断食如同身体在休假，在不停止"咀嚼"的同时，让身体得到休息。消化食物时身体需要不停地"工作"，无节制地吃东西无异于超负荷加班。吃夜宵意味着不给身体恢复休息的时间，晚上还要进行"消化"作业。果蔬汁中含有酶，不会给消化器官带来压力。另外蔬菜水果中富含各种维生素、植物营养素，榨成果蔬汁后这些营养也会保留下来。当消化器官得到休息后，我们的身体会将体内积累的废物排出体外，我们的皮肤和身体状态明显变好的奥秘也正在于此。

---

3. 为什么一定要把蔬菜水果榨成汁喝呢？

　　新鲜蔬果的体积较大，难以一次吃太多。榨汁就可以解决这一问题。另外与果昔相比，果昔会破坏蔬果中的部分膳食纤维，果蔬汁则不会。膳食纤维可以促进消化，在排毒期间帮助身体得到休息。吃蔬菜沙拉的话，人体大概需要 3~4 个小时才能将其消化吸收完毕，果昔需要 1 个小时左右。经过长时间的工作，食物中的能量与酶在消化过程中将作为燃料消耗殆尽。而身体只需 15 分钟就能消化果蔬汁，因此节约了大量的能量去排出毒素，提高机体免疫力。超市里的果蔬汁一般含有食品添加剂，营养含量极少。因此直接将新鲜蔬果榨成汁饮用效果最佳。

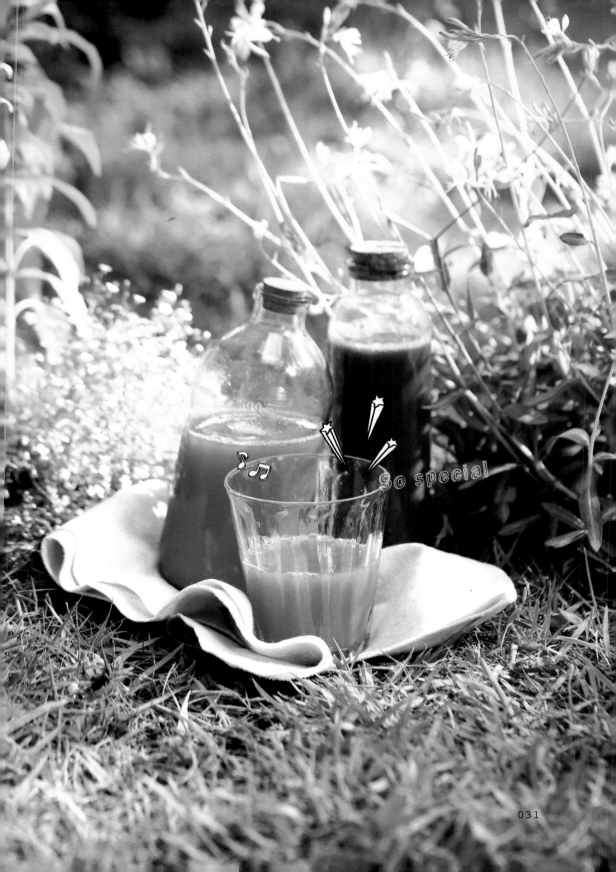

CHAPTER TWO

THE JUICE CLEANSE & DETOX PROGRAM

DRINK EAT
Unprocessed
MORE WATER FOOD
COOK GO GREEN!
IT YOURSELF EXCERCISE
SPEND TIME IN NATURE DAILY →→→ WOW!
LOOK UP
THE SKY *****

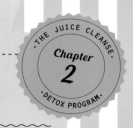

轻断食排毒疗法

　　在美国，人们经常用"修行（Retreat）一词"来形容轻断食排毒疗法。它指的不仅是休息，更强调生活能量的再补充。许多纽约人选择在周末或休假期间到附近的修行中心体验两天一夜或三天两夜的轻断食疗程。在修行中心，不仅有专家为大家量身定制的果蔬汁、果昔、沙拉食谱，也有散步、冥想等治愈疗法。当理解了清体果蔬汁与排毒食谱的原理后，我们就可以选择适合自己的轻断食食谱进行实践了。

各种轻断食排毒疗法

    各种轻断食排毒疗程从 1 天到 14 天不等。只进行 1 天的轻断食疗程难以看出效果，但我们的身体能够感受到蔬果带来的舒适感。当体会到轻盈舒适的感觉后，我们能更容易感受到暴饮暴食后身体发出的警告信号。

7 天轻断食疗程

	BREAKFAST	LUNCH	DINNER
1-DAY（准备阶段）	新鲜水果	糙米饭与蔬菜为主的低盐食物	糙米饭与蔬菜为主的低盐食物
2-DAY（果蔬汁排毒）	排毒果蔬汁	排毒果蔬汁	排毒果蔬汁
3-DAY（果蔬汁排毒）	排毒果蔬汁	排毒果蔬汁	排毒果蔬汁
4-DAY（果蔬汁排毒）	排毒果蔬汁	排毒果蔬汁	排毒果蔬汁
5-DAY（补食阶段）	果蔬汁或果昔	新鲜水果	果昔
6-DAY（补食阶段）	果蔬汁或果昔	沙拉或果昔碗	沙拉或果昔碗
7-DAY（补食阶段）	果蔬汁或果昔	沙拉或果昔碗	糙米饭与蔬菜为主的低盐食物

※ 想要达到更加明显的净化排毒效果，最好将 3 天的果蔬汁排毒阶段延长为 7 天。

通过饮食改变身体需要一定的时间，至少需要坚持一周左右才能达到明显的效果。但对上班族或学生来说，一周的时间不太现实。而且许多人担心轻断食疗法会给日常生活带来不便。因此，我们可以利用周末时间进行排毒，其余时间可正常饮食。这样周末排毒完毕的我们，可以用轻盈、焕然一新的身体迎接周一的到来。

	BREAKFAST		LUNCH		DINNER	
FRIDAY	新鲜水果		素食为主的低盐食物		禁食	
SATURDAY	自由果蔬汁 p085	BB果蔬汁 p090	汤力果蔬汁 p086	自由果蔬汁 p088	绿色惊情 p093	轻柔的触摸 p094
SUNDAY	绿色惊情 p093	球茎茴香果蔬汁 p098	蔬菜农场 p106	BB果蔬汁 p090	卷心菜的感性绿 p096	甜菜探戈 p127
MONDAY	绿色果蔬汁	果昔	蔬菜为主的低盐食物		蔬菜为主的低盐食物	

※ 果昔可以用易熟的水果代替，蔬菜为主的低盐食物可以用沙拉或者果昔、果昔碗代替。

提高周末轻断食排毒效果的方法：

1. 周五晚餐的食谱与平时一样或者饮酒的情况下，周六早上不要吃早餐以保证体内消化完毕，从午餐开始进行排毒。

2. 周末轻断食进行完毕后，早晨起床等肚子饿了再吃饭。特别是晚上吃夜宵或者聚餐后，第二天早上最好不要吃饭。

3. 周末轻断食前后时间最好吃蔬菜等低盐食物，避免吃带汤的食物。也不要食用高热量的饮料和糖分过多的甜食。

4. 周末轻断食前后时间用苹果、香蕉等水果或果昔代替早餐。

5. 周末轻断食前后时间多食用新鲜蔬菜，每天最好有一餐用沙拉代替。

果蔬汁新手疗法

考虑到排毒效果，最好的方法是饮用绿色果蔬汁。但对想要品尝不同口味果蔬汁的新手来说，这个疗法最为合适。

1-DAY	自由果蔬汁 p085	轻柔的触摸 p094	BB果蔬汁 p090	汤力果蔬汁 p086	绿色惊情 p093	球茎茴香果蔬汁 p098
2-DAY	自由果蔬汁 p085	纤体之梦 p121	卷心菜的感性绿 p096	S型曲线胡萝卜小姐 p104	蔬菜农场 p106	紫雨 p112
3-DAY	自由果蔬汁 p085	绿色惊情 p093	再见，脂肪团 p119	西瓜椰子汁 p108	瘦腹果蔬汁 p114	甜菜探戈 p127

一日排毒疗法

为昨晚控制不住食欲的你准备的一日排毒疗法！不想运动，想通过喝绿色蔬菜汁减肥的你，可以连续三天实践此排毒疗法。

I-DAY	自由果蔬汁 p085	绿色惊情 p093	自由果蔬汁 p085 或汤力果蔬汁 p087	BB 果蔬汁 p090	轻柔的触摸 p094	球茎茴香果蔬汁 p098

为运动爱好者准备的果蔬汁 & 果昔排毒疗法

该排毒疗法专门为运动爱好者准备，食谱由排毒果蔬汁与运动果昔组成。通过此食谱可摄取运动时所需的蛋白质。

I-DAY	自由果蔬汁 p085	轻柔的触摸 p094	BB 果蔬汁 p090	草莓的承诺 p136	绿色惊情 p093	球茎茴香果蔬汁 p098
2-DAY	自由果蔬汁 p085	纤体之梦 p121	细胞的呐喊 p172	S型曲线胡萝卜小姐 p104	蔬菜农场 p106	恢复能量果昔 p170
3-DAY	自由果蔬汁 p085	绿色惊情 p093	再见，脂肪团 p119	蛋白质勇士 p174	瘦腹果蔬汁 p114	羽衣甘蓝果昔碗 p182

内在美净化疗法

想变漂亮需要做的是排出体内毒素。有严重的便秘或者饮用排毒果蔬汁也不经常去洗手间的人应该将含有丰富膳食纤维的果昔、果昔碗，含有甜菜的果蔬汁列入食谱中。

I-DAY	自由果蔬汁 p085	绿色惊情 p093	自由果蔬汁 p085	BB 果蔬汁 p090	轻柔的触摸 p094	球茎茴香果蔬汁 p098
2-DAY	自由果蔬汁 p085	紫雨 p112	能量汤 p197	每日之绿 p152	羽衣甘蓝果昔碗 p182	能量汤 p197
3-DAY	自由果蔬汁 p085	卷心菜甜菜酒 p122	能量汤 p197	每日之绿 p152	嗖嗖上涨 p163	能量汤 p197

生食排毒疗法

有些人无法忍受只喝果蔬汁，为此可选择包括果昔、沙拉等生食食谱的此排毒疗法。

	BREAKFAST		LUNCH	DINNER	
I-DAY	自由果蔬汁 p085	S型曲线胡萝卜小姐 p104	羽衣甘蓝果昔碗 p182	圣女果沙拉 p238	球茎茴香果蔬汁 p098
2-DAY	BB 果蔬汁 p090	纤体之梦 p121	我的紫色清晨 p190	牛油果蔬菜面 p220	蔬菜农场 p106
3-DAY	绿色惊情 p093	再见，脂肪团 p119	能量汤 p197	大麻籽塔博勒色拉沙拉 p215	甜菜探戈 p127

浪漫婚礼排毒疗法

女人最应该靓丽动人的瞬间是穿上婚纱的时刻。与按摩相比，婚礼排毒疗法才是成为美丽新娘的最佳方法！此疗法排毒效果显著，食谱中包含了有助于皮肤美容的果蔬汁。

I-DAY	自由果蔬汁 p086	轻柔的触摸 p094	BB 果蔬汁 p090	自由果蔬汁 p086	绿色惊情 p093	球茎茴香果蔬汁 p098
2-DAY	BB 果蔬汁 p090	纤体之梦 p122	S型曲线胡萝卜小姐 p104	绿色惊情 p093	蔬菜农场 p106	甜菜探戈 p127
3-DAY	自由果蔬汁 p086	绿色惊情 p093	再见，脂肪团 p119	BB 果蔬汁 p090	纤体之梦 p121	紫雨 p112

亲手制定属于自己的果蔬汁排毒食谱

选取 4 组果蔬汁，每天只要 6 瓶即可。GroupA 中的 3 瓶果蔬汁可以每样 1 瓶，也可以是 3 瓶一样的。

Group A 绿色果蔬汁 3 瓶	自由果蔬汁，BB 果蔬汁，绿色惊情
Group B 运动排毒果蔬汁 1 瓶	轻柔的触摸，球茎茴香果蔬汁，蔬菜农场
Group C 胡萝卜果蔬汁 1 瓶	S型曲线胡萝卜小姐，再见，脂肪团
Group D 甜菜果蔬汁 1 瓶	甜菜探戈，紫雨，卷心菜甜菜酒

排毒后的补食疗程

轻断食排毒结束后，我们需要与排毒时间相同的补食过程。早上起床后先喝一杯加有柠檬汁的温水。补食期间推荐大家饮用果蔬汁作为早餐。不过在饮用果蔬汁前，最好先空腹喝一杯小麦草汁。我们从不需要咀嚼、易于消化的食物，慢慢过渡到含有膳食纤维、需要咀嚼的食物。

{补食食谱的原理}

① 由轻到重：柠檬水→果蔬汁→果昔→新鲜水果→新鲜蔬菜沙拉→焯过的蔬菜和糙米饭。
② 从绿色到多彩食物：绿色果蔬汁→胡萝卜果蔬汁→甜菜果蔬汁。

	BREAKFAST	LUNCH	SNAKE	DINNER
I-DAY	柠檬水，小麦草汁，绿色果蔬汁	果昔	新鲜水果	果昔碗
2-DAY	柠檬水，小麦草汁，绿色果蔬汁	果昔，新鲜水果	果昔	果昔碗，沙拉
3-DAY	柠檬水，小麦草汁，绿色果蔬汁	果昔，新鲜水果	果昔或彩色果蔬汁	糙米饭和蔬菜为主的低盐食物

※ 果昔碗特别推荐能量汤（P198）。

轻断食排毒疗法的相关知识

1: 轻断食排毒疗程之前的 3 天使用净化食谱

排毒开始之前的 3 天，最好不要食用乳制品、含有面粉和糖分的食物、肉类、海鲜、加工食品、咖啡和酒等。在排毒开始之前的 24 小时断食，可明显增强排毒效果。在开始的前一天晚上不吃饭也对排毒有所帮助。断食期间，可以在 500ml 水中加入 1/2 个柠檬榨成的汁，制成柠檬水慢慢饮用。

2: 早上起床有饥饿感后再饮用果蔬汁

轻断食排毒期间，需要每天喝 6 瓶 350ml 的果蔬汁。果蔬汁的饮用时间并不固定，早上起床感到饥饿后就可以饮用了。之后大家可以按照一日三餐的方式或者每隔两小时喝 1 瓶的方式饮用。喝果蔬汁前，空腹喝少量小麦草汁有助于提高排毒效果哦！

3: 果蔬汁一定要好喝才行

如果果蔬汁不合胃口，即使在强大意志力的作用下获得成功，我们也不会再想尝试第二次轻断食。排毒期间的食谱也许会影响一辈子的饮食习惯，因此我们最好去寻找符合自己口味的果蔬汁。初次尝试请让水果的量多过蔬菜的量，然后渐渐改变蔬菜与水果配比，逐步改变自己的口味。当熟悉了绿色果蔬汁的味道，你可能会觉得有许多水果的果蔬汁过于甜了呢。

4: 不必照本宣科，严格遵循书中的食谱

在本书中我介绍了由各种各样食材制作而成的食谱，但大家不必严格按照书中的食谱进行制作。有些食材难以买到，大家可以使用易于购买的食材来制作果蔬汁。另外，食材的量或多或少都没有关系。书中的食谱仅供大家参考，寻找适合自己口味的果蔬汁更为重要。

5: 轻断食排毒疗法的关键是绿色果蔬汁

绿色果蔬汁中含有丰富的"叶绿素"，可以净化血液。与彩色果蔬汁相比，排毒效果更为明显。初次排毒时，尽量以绿色果蔬汁为主，之后慢慢增加彩色果蔬汁的量。为提高排毒效果，每天的 6 瓶果蔬汁中绿色果蔬汁应该在 4 瓶以上。

6: 难以保证每天制作果蔬汁，可以一次大量制作后放入冰箱冷冻

上班族很难一大早起来准备果蔬汁，可以利用周末时间制作大量果蔬汁装瓶，并放入冰箱冷冻。将第二天喝的果蔬汁提前放到冷藏室解冻即可。

7: 请准备新鲜熟透的蔬果

为保证排毒效果，请准备新鲜的食材。现在有许多农场可以将刚刚收获的食材通过快递送到客户家中。另外，尚未成熟的蔬菜水果会挥发酸性。因此，准备熟透的蔬菜水果才能制作出营养美味的果蔬汁。

8: 轻断食期间食用了果蔬汁以外的食物，也不要放弃

轻断食期间食用了果蔬汁以外的食物也没关系。等食物消化完毕，感到饥饿后再继续即可。如果能将疗程延长一天更好。

9: 补食阶段与排毒阶段一样重要

排毒之后的补食阶段也是轻断食疗法的一部分，补食能延续排毒效果。如果进行了3天的轻断食排毒疗程，那么补食的时间最少也要为3天。补食期间，从不需要咀嚼的食物慢慢过渡到需要咀嚼的食物。排毒结束后喝含有盐分的汤类可能会出现浮肿，瘦小的脸蛋在喝完汤类食物的第二天有可能会变得肿胀。

10: 和大家分享轻断食日记

请写轻断食日记，将今天喝了什么果蔬汁，心情如何，去了几次厕所，睡眠状况如何等身心变化记录下来。将今天的果蔬汁照片上传到轻断食论坛上，或者和大家分享轻断食日记，都可以激励自己不放弃，将排毒疗程坚持到底。

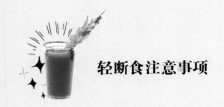

轻断食注意事项

1 为保证排毒效果，排便顺畅十分重要。由于个人体质不同，一些人在轻断食期间不会排便，那么可以吃黄瓜或果昔帮助排便。

2 轻断食期间最好不要接触含咖啡因的食物，不要喝咖啡或含咖啡因的茶，用草本茶或柠檬水来代替咖啡。如果实在想喝咖啡，可以在午餐后喝一杯美式咖啡。

3 肠胃不好的人在早上喝的果蔬汁中去掉柠檬。

4 轻断食期间，如果感到难以忍受的饥饿，意味着果蔬汁的量不够多。就像每个人的饭量不同一样，请按照自己的需要减少或增加果蔬汁的量。

5 轻断食期间进行运动的话，每天喝一杯果昔以补充蛋白质。

6 进行轻断食的 2~3 天后也许会出现"瞑眩反应"。它指的是一些人会出现身体不适、头痛、轻微忧郁症等现象。曾经膝盖或腰部疼痛的人会有更疼痛的感觉。这是身体将体内累积的毒素和废物排出体外过程中所产生的现象。少则 1 天，多则 1~2 星期，这种现象就会消失，因此不必过于紧张。

7 如果一次性喝大量甜菜汁，肝脏在解毒过程中会让人产生短暂的眩晕和呕吐现象。初次接触甜菜汁者可先与萝卜汁混合饮用，等习惯后再逐步增加甜菜汁的比例。

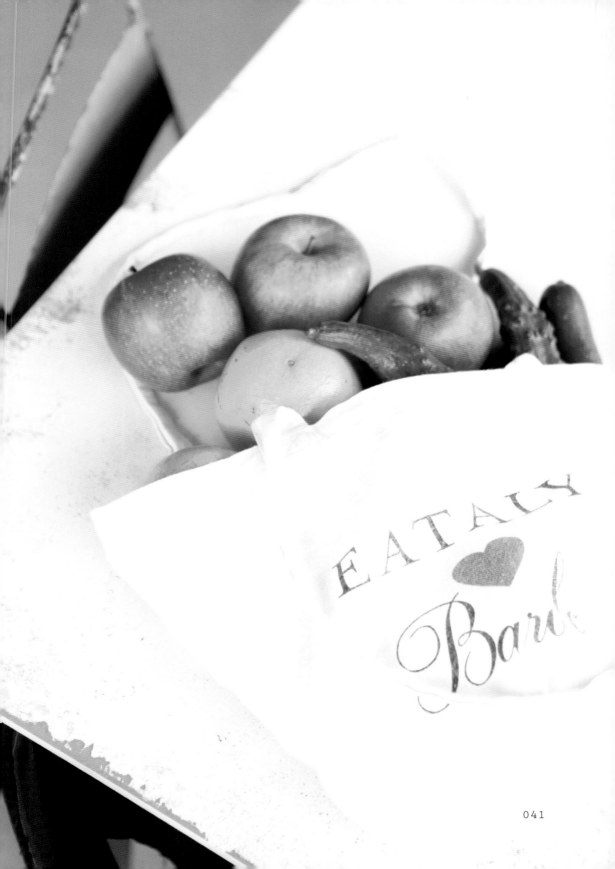

轻断食必备工具

料理机

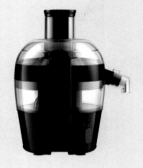

电机带动机器内的刀片高速旋转，将水果蔬菜的汁与渣（纤维）分离。入口较大方便放入食材，也易于清洗。不同的机器榨汁量不同，选择同样的食材，出汁量多的料理机较为实惠。初次尝试轻断食的人可以选择价格低廉的料理机。

低速榨汁机

低速榨汁机能有效对轻薄柔软的绿色蔬菜进行榨汁。与料理机相比，低速榨汁机对绿色蔬菜的出汁率更高，特别是对小麦草等蔬菜有较好的榨汁效果。不过，在对胡萝卜、黄瓜等蔬菜进行榨汁时，需要用力按压才可以。低速榨汁机对普通家庭来说价格较为昂贵，但制作绿色果蔬汁时推荐使用这种榨汁机。

原汁机

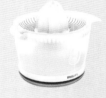

原汁机适合对西柚、橙子、柠檬等柑橘类水果进行榨汁。使用料理机时，需剥掉果皮，将果肉切成小块。而使用原汁机，只需将水果带皮切成两半投入即可。原汁机分为手动和电动两种。

BLENDING 搅拌的工具

搅拌机

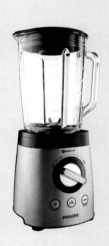

搅拌机不分离汁和渣，将果蔬打碎搅拌，可以制作果昔与调味汁。将蔬菜和水果放入搅拌机时，需要同时放入水、椰子汁或杏仁露等液体。

高速搅拌机

与一般家庭中使用的搅拌机相比，高速搅拌机电机更加强大，能快速将蔬菜和水果粉碎。使用高速搅拌机可在 30 秒到 1 分钟左右的时间内做好果昔。粉碎后的蔬菜口感柔软，平时不喜欢吃蔬菜的人也可以欣然吃下。

食物加工机

　　食物加工机能轻松处理蔬菜、水果、坚果类、种子类食材。与搅拌机不同，它不需要加入液体也可以粉碎食材。适合制作黄油、奶酪等浓度较高的酱汁，或甜点。

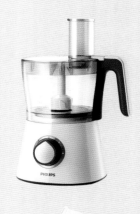

ETC（其他方便好用的工具）

切片器·刨丝刀

　　用于去除食材的外皮，或者将黄瓜、萝卜、甜菜、苹果等蔬果切成薄片。特别是有多种刀片的切片器，非常适合用来将食材切丝。

　　刨丝刀可以非常便利地将食物切丝。

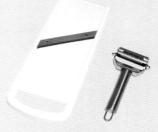

螺旋切菜器

　　可以将南瓜、胡萝卜、甜菜等蔬菜卷成像意大利面一样的螺旋细丝。

沙拉甩干机

　　制作沙拉时去除蔬菜表面的水分会更加美味。把蔬菜放入沙拉甩干机旋转，可以快速去除水分。

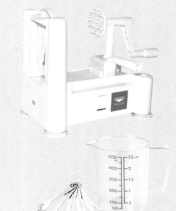

过滤袋或者棉布

　　过滤袋是制作杏仁露或坚果露时的必备工具，它可以将牛奶和其他食材过滤分离。没有的话可以使用棉布、筛子等代替。

量杯与量匙

　　一般食谱中会给出食材量以供参考本书中介绍的食谱中 1 杯指的是 200ml，1 大匙指的是 15ml，1 小匙为 5ml。

　　量杯可用纸杯代替，量匙可使用家中的汤匙。1 汤匙大概是 1.5 大匙的量，0.5 汤匙大约是 1 小匙的量。

轻断食必备食材

    以下是轻断食必备的一些食材。这些食材看上去比较多，但大部分都可以放置很长时间。一些在过去很难买到的国外食材现在通过网上超市或百货商店都可以买到。

种类	推荐食材
油	椰子油，香油
食盐	喜玛拉雅岩盐，海盐，竹盐
酱油	天然酱油，日本酱油
甜味料	甜菊糖，蜂蜜，龙舌兰糖浆，枫糖浆
干果类	椰枣，柿饼
碱性食物	苋菜，荞麦，藜麦
海藻类	海苔，海带，裙带菜，海藻
调味料	肉桂粉，意大利混合调料
香草	莳萝，罗勒，薄荷，迷迭香
坚果类 & 种子类	杏仁，澳洲坚果，腰果，核桃，胡桃，松子，南瓜子，葵花籽，芝麻，大麻籽，亚麻籽，奇亚籽
藻（algae）粉	小球藻，螺旋藻
超级食物粉	阿萨伊浆果，瓜拿纳，番荔枝，金虎尾樱桃，小麦草，大麦草粉，可可粉
芽苗蔬菜	苜蓿芽，西兰花，卷心菜，芥菜，绿豆芽
叶菜类蔬菜	羽衣甘蓝，菠菜，黄瓜，芹菜，卷心菜
根菜	胡萝卜，甜菜，生姜
液体类	椰子汁，杏仁露
常见水果	苹果，梨，橙子，西柚，香蕉

轻断食后的生活

1. 早上喝果蔬汁可培养成终生的习惯。

　　减肥结束后直接恢复过去的生活习惯，那么体重还会反弹。为了保持健康的生活习惯，最好的方法是用果蔬汁代替早餐。闲暇时间也可以将果蔬汁或果昔作为零食。

2. 远离刺激性食物。

　　轻断食排毒疗程结束后，你的口味会发生变化。我接受了10天的轻断食后，发现味觉发生了变化，会觉得洋葱太辣难以下咽，西瓜太甜根本没法吃。外出就餐觉得很难吃下又辣又咸的食物。不知不觉中，我的舌头变得对调味料十分敏感。为健康着想，请尽可能远离刺激性食物。

3. 同时进行吃生食和一日一餐。

　　瘦了大约8kg以后，我的体重一直没有上涨。因为我有一个秘诀，对于无法忍受饥饿的我来说这个方法非常好。在晚饭前，可以尽情地喝果蔬汁、吃果昔和水果，晚饭则是正常的饭菜。这不同于真正的一日一餐，不会导致饥饿，白天的果蔬汁和水果也不会让你在晚餐时暴饮暴食。

4. 轻断食没有变成生活习惯，再重新挑战一次。

　　尝试过一次轻断食后，你就不会忘记排毒后清醒的头脑、发光的皮肤和良好的健康状态。但不到10天的排毒疗程很难改变长期以来的饮食习惯。许多人排毒完毕后重新回归了原来的饮食习惯。如果再次感到身体状态不好，那么再次尝试一次轻断食吧。

5. 利用空腹进行每日排毒。

　　早晨起床后先不要吃饭，等前一天吃的食物完全在肚子里清空后再吃早餐。这样做会延长空腹时间，通过空腹可以起到每日排毒的效果。

6. 感觉身体沉重，就按照以下一日食谱去做吧！

起床后空腹	柠檬水或小麦草汁
早餐	绿色果蔬汁约500ml，感到饥饿可以吃果昔或水果
午餐	一碗沙拉
零食	果昔约500ml
晚餐	沙拉，果昔碗

轻断食 Q&A

1. 为什么一天要喝 6 瓶果蔬汁？有什么特殊的理由吗？

　　每人适合的果蔬汁量根据个人体质各有不同。在美国，进行轻断食时，需要每天饮用 6 瓶 500ml 的果蔬汁。对亚洲女性来说，这些量明显过多，因此推荐大家每天饮用 6 瓶 350ml 的果蔬汁。如果自己感觉量不够，可以多饮用一两瓶。

2. 按照轻断食疗程来做太复杂了。

　　在本书中介绍的食谱中，选择 3 种简单方便的进行排毒即可。最好从绿色果蔬汁、萝卜果蔬汁、甜菜果蔬汁里，各选择一种排毒效果更好。

3. 我是上班族，早上没时间做果蔬汁。

　　上班族特别需要果蔬汁排毒，但时间一般很紧张。可以利用周末，一次制作出轻断食所需的全部果蔬汁，并装瓶放入冰箱冷冻，冷冻不会破坏果蔬汁中的酵素。在饮用果蔬汁的前一天拿出来，放入冰箱冷藏室解冻即可。

4. 开始了轻断食，却没有力气。

　　轻断食 2~3 天后，感觉身体无力是瞑眩反应中的一种。特别是平时容易疲惫的人发生这种症状的可能性更高。它与感冒后身体无力的感觉相似。出现这种症状后，通常会很快好转，因此无须过于担心。轻断食期间，不要过度劳累，不要熬夜。

5. 我经常出外勤，可以一整天带着瓶装的果蔬汁吗？

　　夏季果蔬汁最好放入冰箱冷藏。如果外勤较多，可以把果蔬汁与冰袋一起放入保鲜包中。我一般把果蔬汁放在汽车的小冰箱中保管。

6. 加入了羽衣甘蓝的绿色果蔬汁难以入口，一定要喝绿色果蔬汁才能排毒吗？

　　本书中介绍的果蔬汁都是具有排毒效果的果蔬汁。菠菜等绿叶蔬菜含有丰富的叶绿素，能够排出体内废物。尤其是轻断食初期饮用绿色果蔬汁效果非常明显。一天 6 瓶果蔬汁中最少要有 2 瓶绿色果蔬汁才能达到排毒效果。

7. 轻断食的第 2 天开始剧烈的头痛，因为头痛工作都做不下去了。

　　头痛是轻断食期间暝眩反应的一种。平时有头痛症状的人排毒期间头可能会更痛。如果头痛过于严重，可以更换果蔬汁的种类。减少绿色果蔬汁的量，增加含有胡萝卜、水果的彩色果蔬汁能够缓解头痛。或者尝试逐个去掉食谱中的食材制作果蔬汁，找到自己对哪种食材比较敏感。

---

8. 去厕所次数太过频繁。

　　蔬菜与水果本身含有丰富的水分，因此去厕所次数会增加。没有吃什么东西却会排便倒是很新奇的事情。排便是排毒的一部分，经常去厕所可以提高排毒效果。轻断食期间我们的身体不再消耗能量去消化食物，而是集中能量排出体内废物，导致我们的排便次数变多。

---

9. 轻断食进行了 3 天都没能大便。

　　有些人在轻断食期间会无法大便。这时可以吃些黄瓜、胡萝卜等含有丰富膳食纤维的食物，也可以用 1 杯果昔代替 1 瓶果蔬汁。

---

10. 轻断食的同时运动会不会更好呢？

　　轻断食期间饮用的果蔬汁热量一般达不到 1500 卡路里。这比我们平时摄取的热量要低很多。运动虽然好，但会妨碍正常的排毒。我建议大家不要运动，而是多休息，以防止运动后食欲增加，破坏排毒。喜欢运动的人可以每天在果蔬汁中加入含丰富蛋白质的奇亚籽，或者喝一杯含蛋白质的果昔。

---

11. 我是一个哺乳期妈妈，哺乳期可以利用果蔬汁排毒吗？

　　为了调节体重，一些孕产妇会喝果蔬汁排毒。如果是孕妇，我建议不必 100%三餐全部用果蔬汁代替，可以每天有一餐用果蔬汁或果昔代替。孕期需要补充蛋白质，因此推荐饮用含蛋白质的果昔。哺乳期间也不必三餐全部饮用果蔬汁，可以在饭后饮用果蔬汁。果蔬汁含有的一些成分有助于产后调理，能够帮助身体恢复。要注意的是，哺乳期不要接触柠檬等刺激性的食材。柠檬汁会通过母乳影响孩子的健康。

---

12. 备孕期间可以进行排毒吗？

　　备孕的女性需要摄取叶酸，而绿色果蔬汁中含有丰富的天然叶酸。因此可以通过喝绿色果蔬汁摄取叶酸。

13: 食材必须是有机食品吗?

如果不是有机食品，需要在水里浸泡一段时间，再用流动水洗干净。另外，将蔬菜榨汁时，残留农药会变成残渣，而不会变成汁。不过有些食物最好是有机食物，例如苹果、芹菜、梨、草莓、甜椒、黄瓜、菠菜等。

14: 可以用果昔进行排毒吗?

没有榨汁机，只有搅拌机的话，也可以用果昔进行排毒。如同果蔬汁排毒法，一天 6 瓶果蔬汁中有 3 瓶以上绿色果蔬汁一样，通过果昔排毒需要提高绿色果昔的比重。有些人为了使果昔味道甘甜，在里面加入香蕉，但为了达到更好的排毒效果，最好加入苹果而不是香蕉。

15: 没有榨汁机也可以进行轻断食吗?

虽然果蔬汁排毒法是非常有效的排毒方法，但也不一定必须通过果蔬汁进行排毒。如果没有榨汁机，也没有搅拌机，建议大家将食谱变为新鲜的水果和蔬菜。这样效果虽然会打折扣，但通过延长轻断食时间也就会有明显的排毒效果。

16: 喝果蔬汁以后感到身体发冷。

吃生食会降低体温，特别是亚洲女性容易出现手脚冰凉的现象。泡澡时在水中加入生姜汁或肉桂粉，有助于身体变暖。

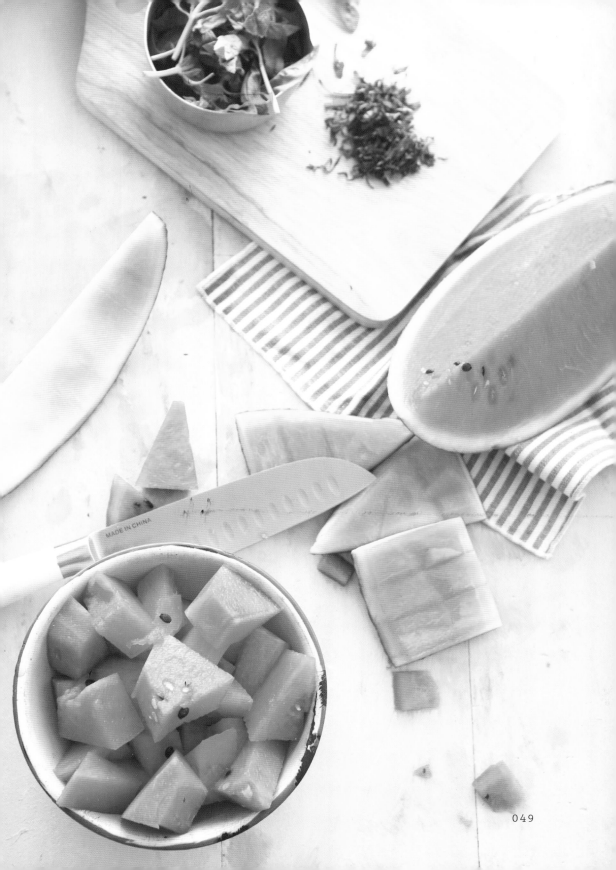

CHAPTER THREE

EVERYDAY DETOX RECIPE

ENERGY GREEN

WATER JUICE

COLOR WOW! ☞☞☞ GO!

JUICE BEAUTY

VEGAN MILK SMOOTHIE SMOOTHIE

DETOX

HEALTHY DESSERT

Salad

EVERYDAY DETOX RECIPE

Chapter 3

每天享受美味的轻断食食谱

轻断食排毒疗法通过果蔬汁净化身体，排出体内废物。轻断食食谱中含有丰富的营养，能够为身体补充能量。通过断食或只吃一种食物进行减肥会增加食欲，导致体重反弹，也会打破营养均衡，影响身体健康。轻断食期间饮用的果蔬汁不仅美味，而且营养丰富。另外，果昔、沙拉、甜点等食谱有助于增加排毒效果，吃多少也不会影响身材。现在来告别饿肚子的减肥方法吧！

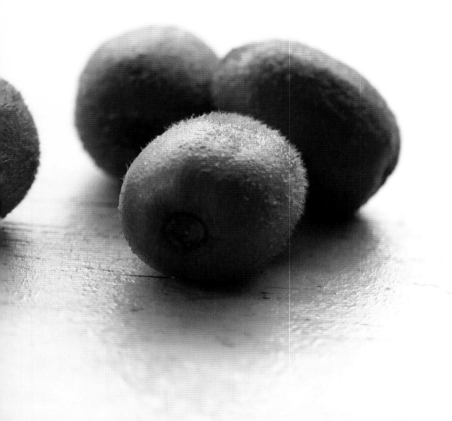

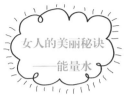

ENERGY WATER

如果问女艺人历经岁月流逝依然美丽动人的秘诀是什么，十有八九会回答"多喝水"。然而许多人对这一答案失望不已。实际上，摄取充足的水分有利于血液循环，确实能让皮肤变得明亮有弹性。专家建议每人每天最好喝 2L 左右的水。不过我们可以不喝纯净水，而是饮用由蔬菜、水果、香草浸泡而成的能量水 (Infused water)。不同食材浸泡出的能量水的味道和香气各有不同。色彩斑斓的能量水不仅令人赏心悦目，蔬菜、水果中富含的维生素、矿物质还能提高排毒效果，对身体大有裨益。

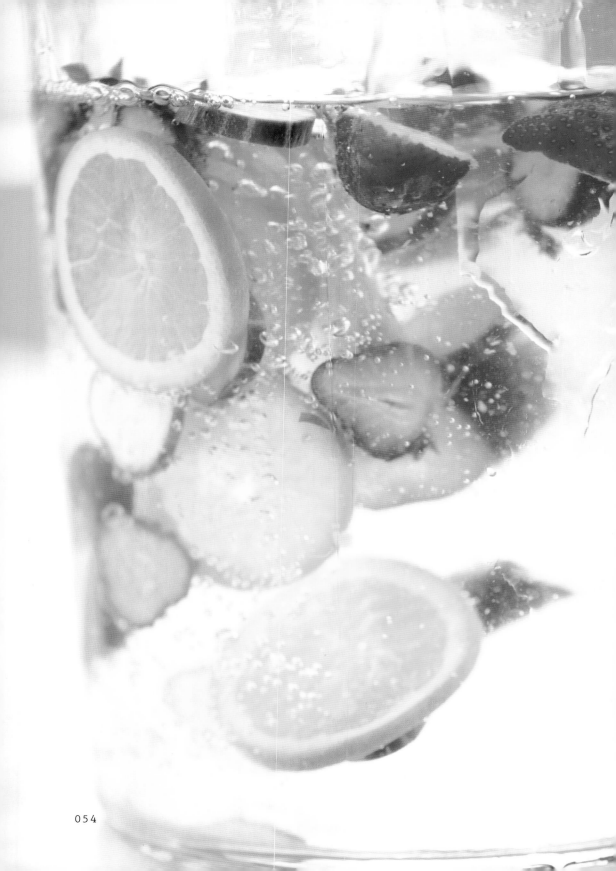

1: 能量水的功效

- 解渴，补充水分，为身体注入生机活力。
- 蔬菜、水果中含有的水溶性维生素、矿物质、酵素、碱性成分在水中溶解，能够平衡身体的 PH 值，增强免疫力。
- 帮助身体排出钠离子和毒素，去除浮肿。
- 无须担心糖分和卡路里，通过能量水可摄取蔬果中约 20% 的维生素。
- 缤纷的色彩与清新的香气，具有颜色疗法和芳香疗法的效果。
- 蔬菜水果的清香能增强食欲，帮助消化。

2: 制作能量水

- 水果表皮会有农药和灰尘残留，要注意清洗干净。将水果放入含有小苏打或食醋的水中浸泡 5~10 分钟，用流动水冲洗干净。清洗时应注意不能将食材在水中浸泡过久，以防营养流失。
- 各类水果的制作方法大同小异，将切好的食材放入装满水的瓶中，在室温下放置 2~3 个小时，或放入冰箱冷藏 3 个小时以上。晚上睡觉前将食材放入瓶中浸泡，早晨起床后即可饮用。
- 如果想最大程度浸泡出食材的味道，可将瓶子放在冰箱冷藏最长不超过 12 个小时。不过需要注意的是，浸泡 4 小时后，水果或香草可能会发出苦涩的味道。尤其是柑橘类水果带皮一起浸泡时，时间不能过长。
- 充分浸泡后，将食材取出，能量水放入冰箱冷藏，能量水需在两天内饮用完。
- 也可以倒入碳酸水或冰块，口感更加冰爽。热水会破坏水果的营养成分，制作时请使用温水或凉水。
- 饮用前可滴入几滴柠檬，以补充维生素 C，使味道更加爽口。

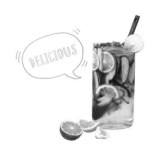

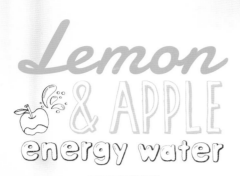

Lemon
& APPLE
energy water

柠檬 & 苹果能量水

柠檬具有非常好的排毒效果，
并且口感清爽，经常用于制作能量水。
柠檬虽然为酸性，但被身体吸收后会变为碱性，
能够中和肉类、加工食品等酸性食物，
平衡体内 PH 值。
另外，柠檬富含维生素和钙，
能够防止体内废物与毒素堆积，提高免疫力。
与酸甜可口的苹果一起泡水可增强口感，
促进新陈代谢，并起到抗酸的作用。

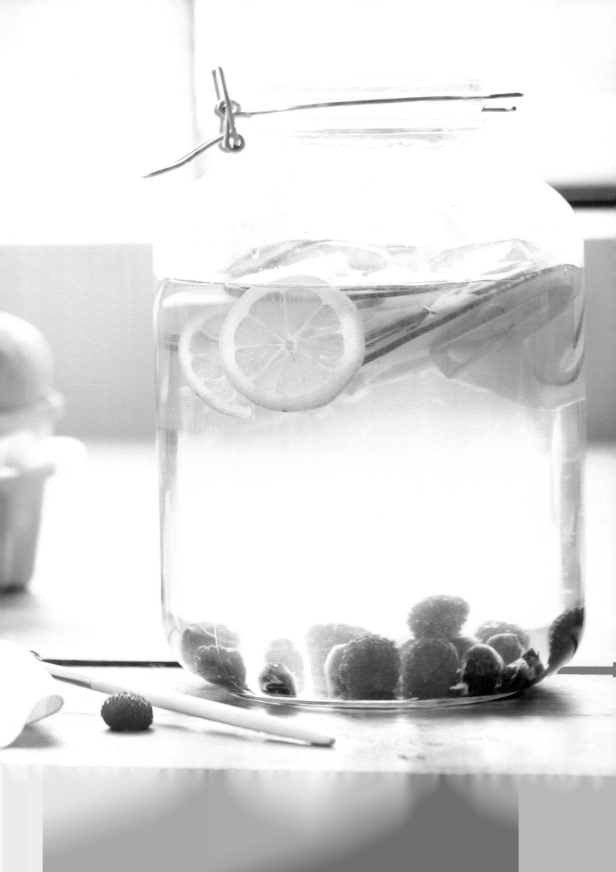

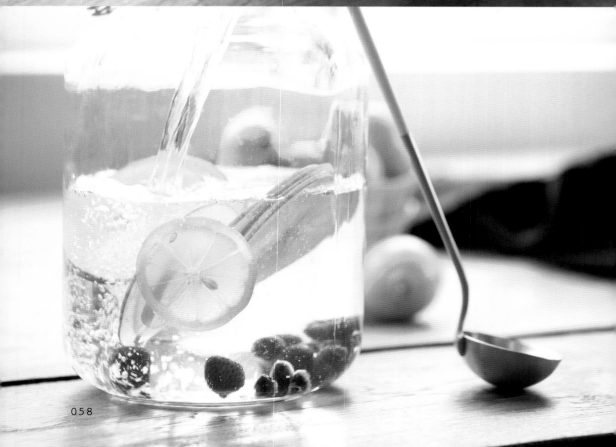

RECIPE

1.5L 水

柠檬	1 个
苹果	1/2 个
蓝莓	100g
树莓	100g
水	1.5L

HOW TO MAKE

STEP 1

柠檬用水清洗后，表面撒上小苏打轻揉，放入温水中浸泡 10 分钟，再用清水洗净。其他食材用流动水清洗。

STEP 2

柠檬、苹果切成圆形薄片。

STEP 3

将食材装瓶并倒入水，室温下放置 2~3 个小时，或放入冰箱冷藏 3 个小时以上。

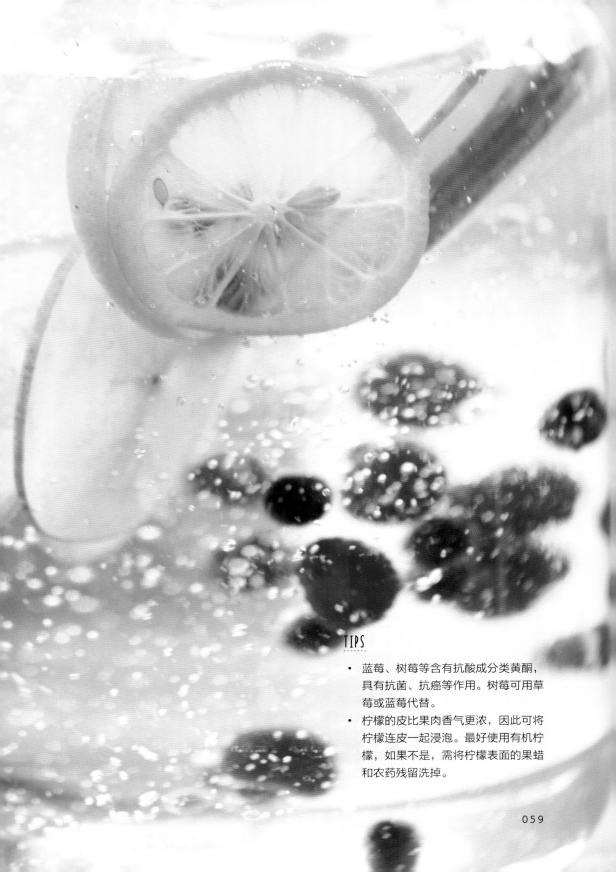

TIPS

- 蓝莓、树莓等含有抗酸成分类黄酮，具有抗菌、抗癌等作用。树莓可用草莓或蓝莓代替。
- 柠檬的皮比果肉香气更浓，因此可将柠檬连皮一起浸泡。最好使用有机柠檬，如果不是，需将柠檬表面的果蜡和农药残留洗掉。

Watermelon
& BASIL
NICE!
energy water

西瓜 & 罗勒能量水

西瓜和罗勒都具有利尿作用，作为能量水饮用可消除浮肿。

在能量水中加入各种香草，不仅能增加香气，还能起到芳香疗法的作用。

尤其是罗勒特有的甜美清爽的香气能够减轻疲劳，提神醒脑，

缓解因压力引发的忧郁和精神不振等症状。

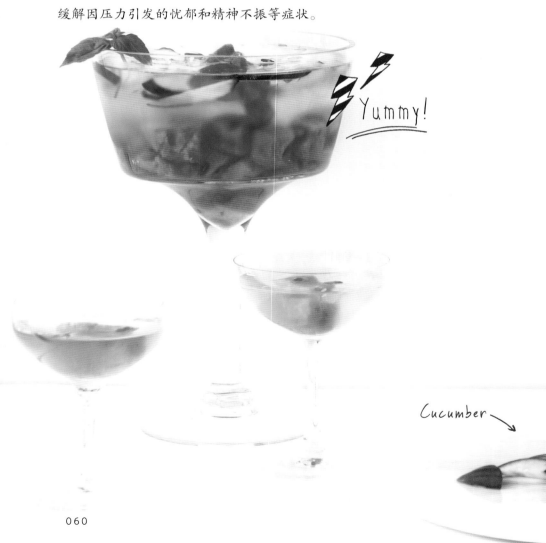

Yummy!

Cucumber

Cucumber
& LEMON & LIME
energy water

黄瓜 & 柠檬 & 青柠能量水

黄瓜、柠檬、青柠等具有排毒效果，
将它们浸泡在水中，是非常好的排毒水。
柠檬中的柠檬酸能缓解疲劳，帮助身体吸收钙质。
三者一起浸泡具有解渴生津的作用。

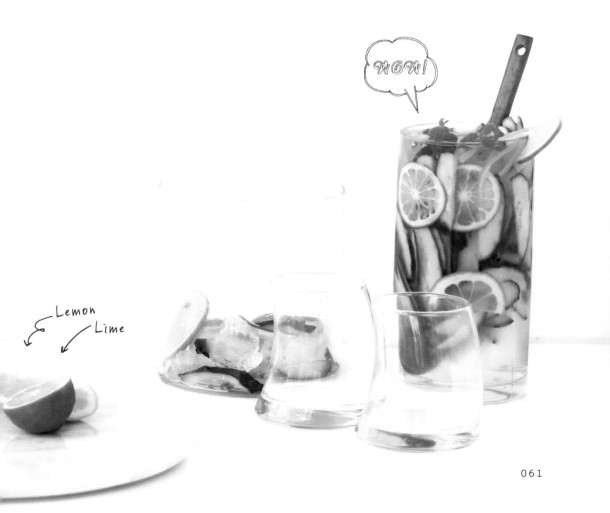

WOW!

Lemon
Lime

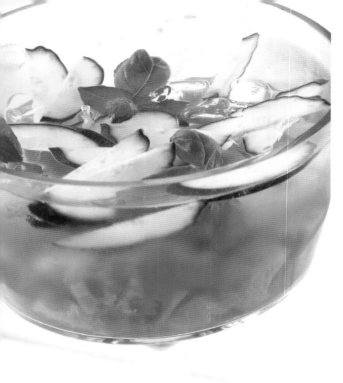

RECIPE

1.5L 水

黄瓜 —— 1/2 杯（100g）

罗勒 —— 1/2 杯（100g）

西瓜 —— 3 杯（600g）

水 —— 1.5L

HOW TO MAKE

STEP 1

用粗盐轻揉黄瓜表面，再用水洗净。罗勒用流动水轻轻洗净。

STEP 2

西瓜挖出果肉，切成 3cm 的块状。黄瓜切成薄片。

STEP 3

将食材装瓶并倒入水，室温下放置 2~3 个小时，或放入冰箱冷藏 3 个小时以上。

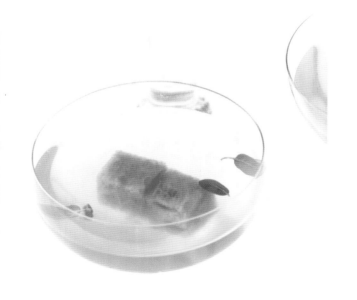

RECIPE

I.5L 水

黄瓜 —— 1 根
柠檬 —— 1 个
青柠 —— 1 个
薄荷 —— 1/2 杯（100g）
水 —— 1.5L

HOW TO MAKE

STEP I

用粗盐轻揉黄瓜表面，再用水洗净。柠
檬、青柠用水清洗后，表面撒上小苏打
轻揉，放入温水中浸泡 10 分钟，再用
清水洗净。薄荷用流动水清洗干净。

STEP 2

将黄瓜、柠檬、青柠切成薄片。

STEP 3

将食材装瓶并倒入水，室温下放置 2~3
个小时，或放入冰箱冷藏 3 个小时以上。

TIPS

可以用其他香草代替薄荷。香菜与柠檬、
黄瓜的香气搭配最佳。

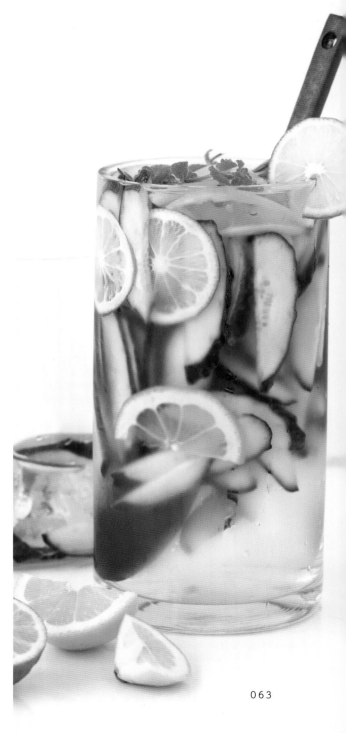

Dragon fruit
& BLUEBERRY & ORANGE
energy water

火龙果 & 蓝莓 & 橙子能量水

富含矿物质、抗酸成分和各种维生素的火龙果和蓝莓
泡水制作成的能量水，
具有理想的抗衰老作用。
对于经常吃加工食品的现代人来说，
一般会摄取过量的钠，摄取的钙元素明显不多。
火龙果含钙量高，有助于钠的排出，
并且能够调节血压。

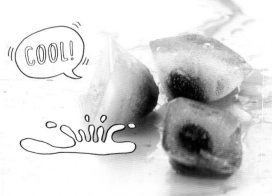

COOL!

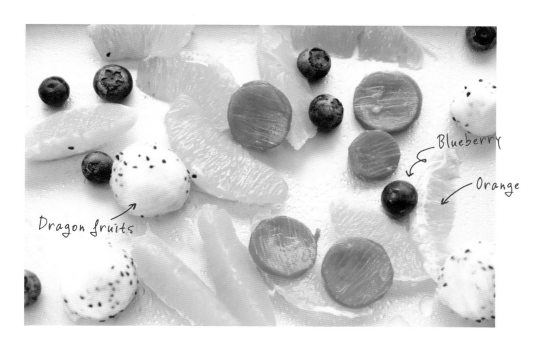

Dragon fruits

Blueberry

Orange

RECIPE

1.5L 水

火龙果 — 2 个
蓝莓 — 1 杯（200g）
橙子 — 1 个
水 — 1.5L

TIPS

- 火龙果因外表似蛟龙外鳞而得名。它的外表虽然不能食用，但颜色火红，非常显眼。可以将果皮洗干净后，用刀切成圆形，放入水中。
- 可以根据自己的喜好放入薄荷、罗勒等香草。

HOW TO MAKE

STEP 1
蓝莓用流动水洗净。

STEP 2
火龙果切成两半，用勺子将果肉挖出。

STEP 3
将食材装瓶并倒入水，室温下放置 2~3 个小时，或放入冰箱冷藏 3 个小时以上。

Pear & Raspberry & ROSEMARY energy water

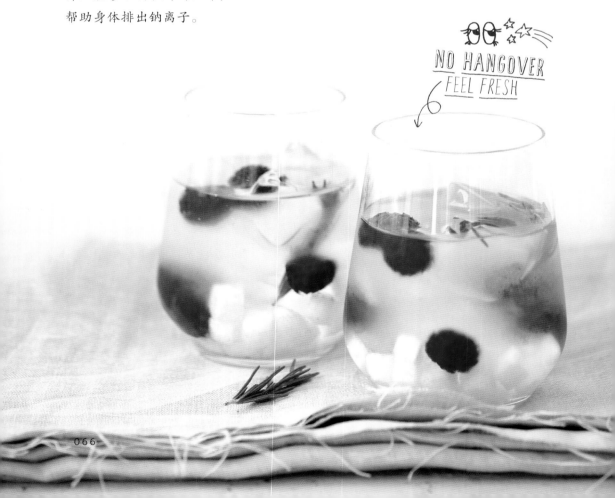

梨 & 树莓 & 迷迭香能量水

梨、树莓都可以促进消化，缓解肠胃不适。
迷迭香具有杀菌、保湿的作用，
经常用于制作化妆品。
另外它的香气能够刺激大脑，
增强记忆力和集中力。
梨味道甘甜，但含糖量极低，可以降低胆固醇，
并且能够醒酒和解渴生津，
帮助身体排出钠离子。

NO HANGOVER
FEEL FRESH

RECIPE

1.5L 水
梨 — 1/2 个
树莓（山莓）— 1 杯（200g）
迷迭香 — 1/4 杯（50g）
水 — 1.5L

HOW TO MAKE

STEP 1
将食材用流水清洗干净。

STEP 2
将梨核与梨皮去除后，果肉切成 1~2cm 的块状。

STEP 3
将食材装瓶并倒入水，室温下放置 2~3 个小时，
或放入冰箱冷藏 3 个小时以上。

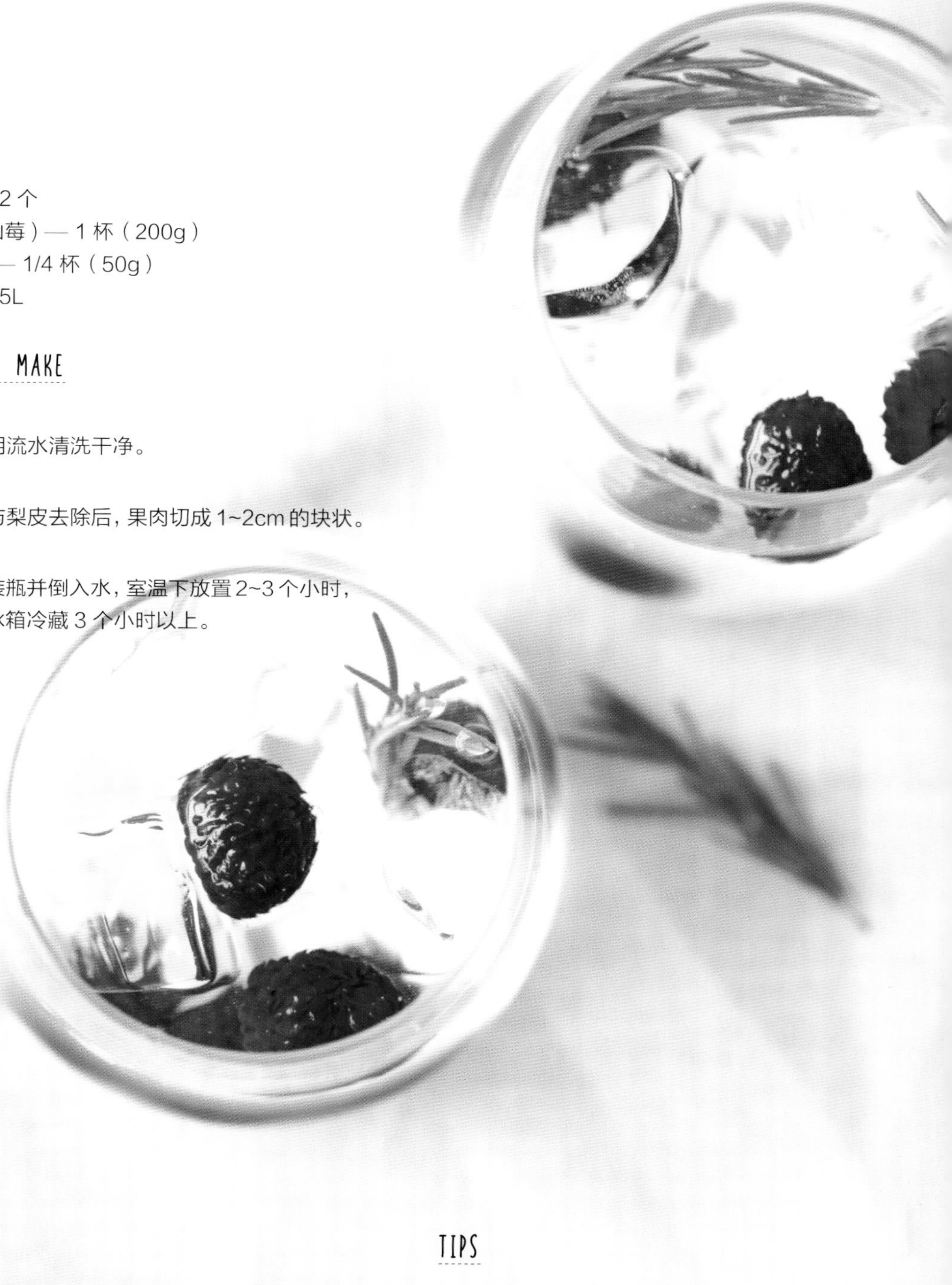

TIPS

树莓不仅能使能量水颜色更漂亮，还是
一种恢复身体元气的水果，它能清除血
管中有害的氧自由基，预防动脉硬化。
树莓可以用蓝莓、草莓代替。

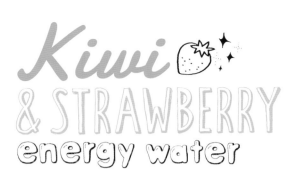

Kiwi
& STRAWBERRY
energy water

猕猴桃 & 草莓能量水

草莓、猕猴桃和橙子富含维生素C，
用这3种水果制作的能量水具有美白皮肤、增强皮肤弹性的作用。
猕猴桃含有维生素E，
同时含有丰富的孕妇所需的叶酸。
另外草莓中含有花青素，
具有抗衰老，保护视力的作用。

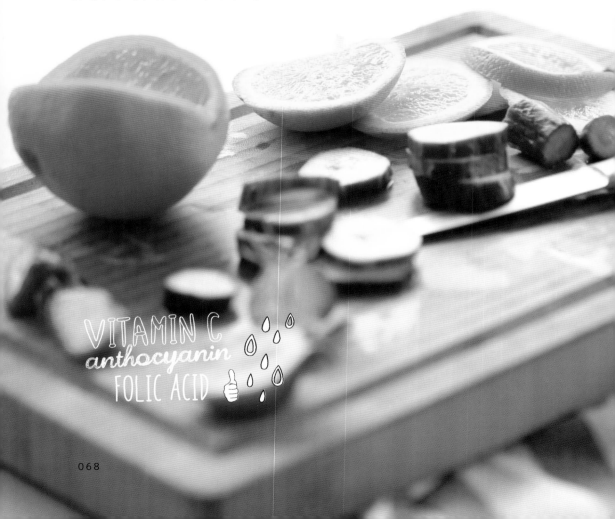

VITAMIN C
anthocyanin
FOLIC ACID

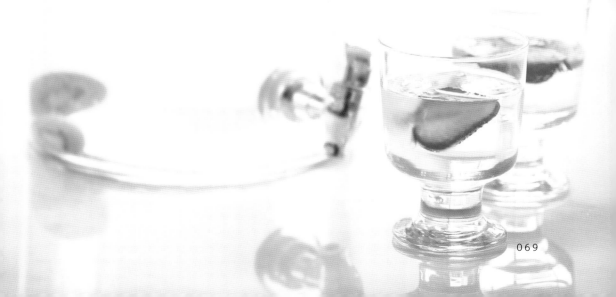

RECIPE

1.5L 水

狄猴桃 — 3 个
草莓 — 2 杯（400g）
橙子 — 1/2 个
黄瓜 — 1/2 个

HOW TO MAKE

STEP 1

狄猴桃、草莓放入水中浸泡一会儿，再用流水洗净。橙子用水清洗后，表面撒上小苏打轻揉，放入温水浸泡 10 分钟，再用清水洗净。用粗盐轻揉黄瓜表面，用水洗净。

STEP 2

狄猴桃、橙子、黄瓜切成薄片。草莓切成两半。

STEP 3

将食材装瓶并倒入水，温室下放置 2~3 个小时，或放入冰箱冷藏 3 个小时以上。

Grapefruit
& ROSEMARY
energy water

葡萄柚 & 迷迭香能量水

葡萄柚卡路里含量低，
稍微苦涩的味道可以抑制食欲，
而且有助于燃烧脂肪，
是一种非常好的饭前水果。
另外，它还有抗菌作用，
能够镇定肠胃，减轻胃溃疡的症状。

CHEERS!

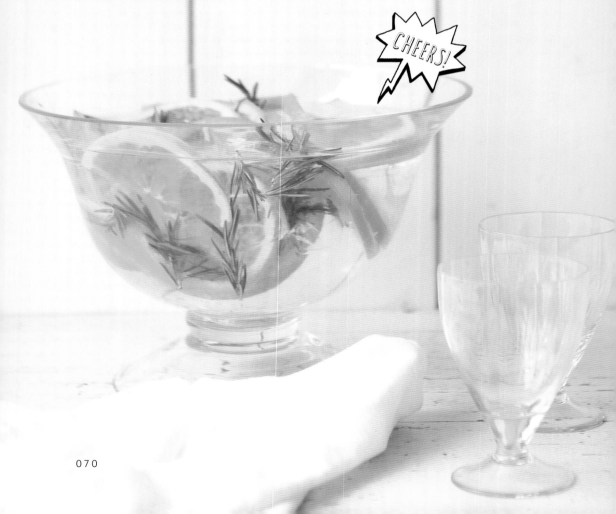

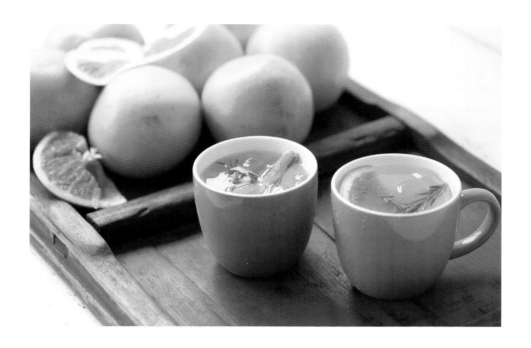

RECIPE

1.5L 水

葡萄柚 —— 1 个
橙子 —— 1/2 个
迷迭香 —— 1/4 杯（50g）
水 —— 1.5L

HOW TO MAKE

STEP 1

葡萄柚、橙子用水清洗后，表面撒上小苏打轻揉，
放入温水浸泡 10 分钟，再用清水洗净。迷迭香用
流动水洗净。

STEP 2

将葡萄柚、橙子切成薄片。

STEP 3

将食材装瓶并倒入水，室温下放置 2~3 个小时，
或放入冰箱冷藏 3 个小时以上。

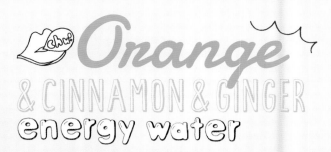

Orange
& CINNAMON & GINGER
energy water

生姜能够降低胆固醇，促进消化，提高免疫力。
另外生姜还具有驱寒、促进新陈代谢的作用。
轻断食期间如果感觉身体发冷，可以饮用此能量水。
肉桂条可与多种水果搭配，
促进血液循环，稳定血糖，帮助减肥。

RECIPE

1.5L 水

橙子 — 2 个
肉桂条 — 2 根
生姜 — 若干（大拇指指甲大小）
水 — 1.5L

HOW TO MAKE

STEP 1

橙子用水清洗后，表面撒上小苏打轻揉，放入温水浸泡 10 分钟，再用清水洗净。生姜洗净后去除姜皮。

STEP 2

将橙子和生姜切成薄片。

STEP 3

将食材装瓶并倒入水，室温下放置 2~3 个小时，或放入冰箱冷藏 3 个小时以上。

TIPS

· 如患有感冒可在此能量水中倒入蜂蜜。
· 肉桂条可用 5ml 肉桂粉代替。
· 可以用 1 个切成薄片的苹果代替橙子。

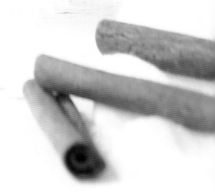

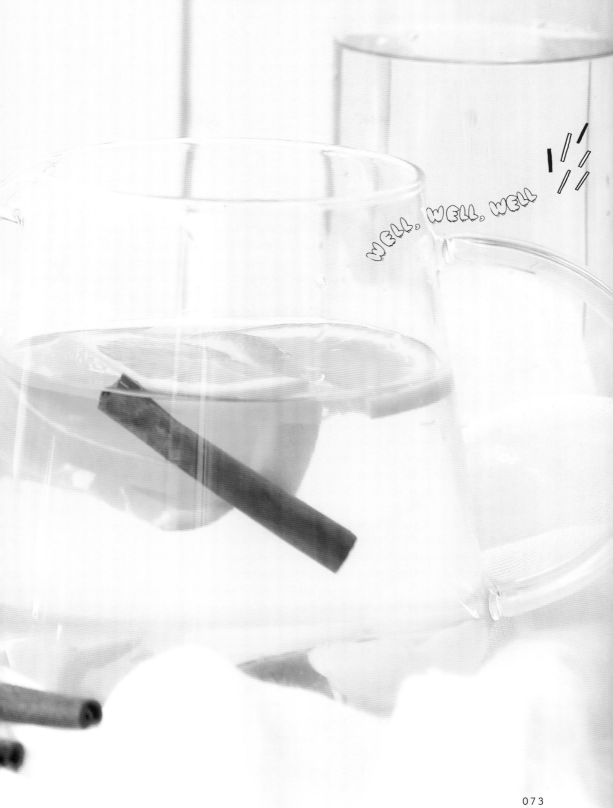

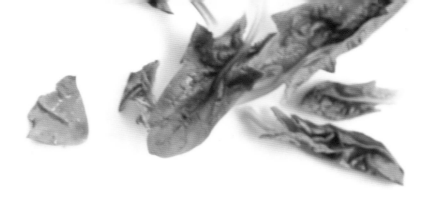

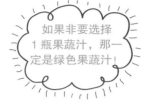

GREEN JUICE

　　首次接触排毒果蔬汁的人面对轻断食食谱难免有些迷茫。每到此时，我一定会向他们推荐绿色果蔬汁。绿色蔬菜中富含叶绿素，可以净化血液，比其他果蔬汁的排毒净化功能都要强大。与彩色果蔬汁相比，绿色会给人不好喝的印象。而实际上里边添加了甘甜的水果，所以味道要比人们想象的好喝得多。想要改变几十年以来的饮食习惯，养成以新鲜蔬菜为主的饮食习惯不可能一蹴而就。不过我们可以养成经常喝"绿色果蔬汁"的习惯，我们的口味就会自然而然地发生变化，自发地去寻找有益于身体的食物。

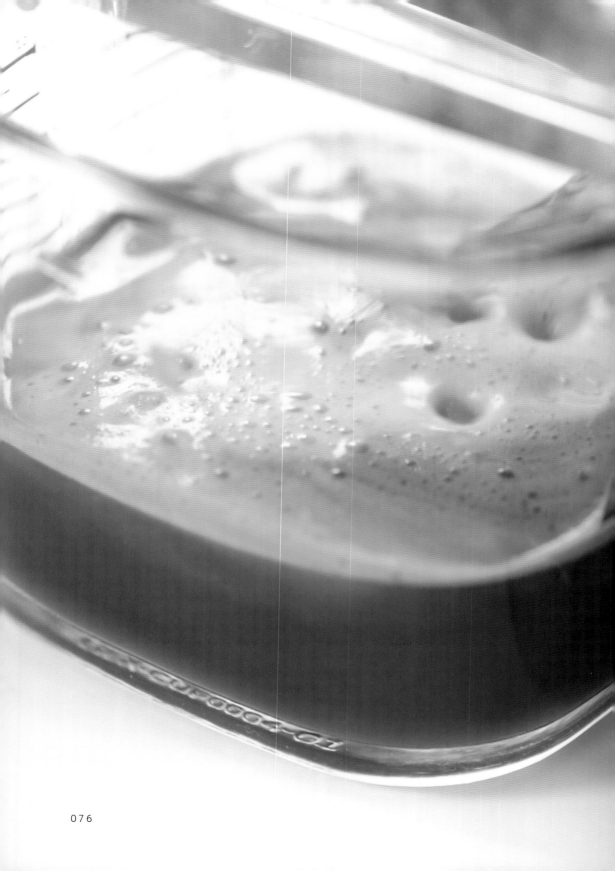

1: 绿色果蔬汁的功效

- 绿色蔬菜富含叶绿素，具有净化血液的作用，人体吸收叶绿素最好的方法就是饮用绿色果蔬汁。建议大家在轻断食期间，每天饮用的 6 瓶果蔬汁中最好有 3 瓶以上是绿色果蔬汁。
- 当身体的平衡被打破，体内废物堆积时，我们的身体容易浮肿，尤其是脸。绿色果蔬汁有助于排出体内废物，消除浮肿。特别是黄瓜、西瓜和梨具有利尿作用，去水肿效果显著。
- 绿色果蔬汁能够去除阻碍人体吸收维生素、矿物质和酶的纤维素，为身体提供养分。
- 减少消化所需的能量，令消化器官获得充足的休息，使身体获得细胞恢复和能量再生的时间。
- 突然改变几十年以来的饮食习惯并不容易，坚持饮用绿色果蔬汁可以慢慢改变人的口味，开始喜欢吃蔬菜和水果。

2: 制作绿色果蔬汁

绿色蔬菜 1～2 颗	羽衣甘蓝，菠菜，黄瓜，芹菜，卷心菜，生菜
水果 1～2 个	苹果，柠檬，猕猴桃，梨，菠萝，西柚，青柠
其他材料 1～2 个	生姜，小麦草，大麦草

- 一般制作果蔬汁需要 1~2 颗羽衣甘蓝、菠菜等绿叶蔬菜，为果蔬汁增添甘甜味道的 1~2 个苹果、菠萝等水果，以及 1~2 个酸甜味的柠檬。初次尝试果蔬汁，果汁占 60%，蔬菜汁占 40% 的比重比较合适。之后逐步增加蔬菜汁的比重。
- 选择当季食材可减少农药化肥残留过多的危险。另外，已经成熟的食材不仅营养丰富，而且味道可口。
- 同样的食材因榨汁机的不同而出汁量不同。季节不同，蔬果的味道也会存在差异。书中的食谱仅供参考，大家可以根据自己口味选择食材制作果蔬汁。

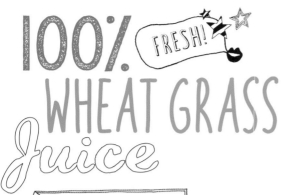

100% FRESH! WHEAT GRASS Juice

干杯！100% 纯小麦草汁

小麦草汁富含叶绿素，即使饮用少量，
也能够起到净化血液，为肝脏解毒的作用。
在纽约的果蔬汁吧里，
可以看到有些人能一口气喝完一杯小麦草汁。
不掺杂任何水果和蔬菜制作而成的小麦草汁，
有着浓重的青草味，具有强力排毒功效，
因此被许多人视为"灵丹妙药"。
在波多黎各的排毒中心时，
每天早上都要空腹喝一杯小麦草汁，
并且在 15 ～ 30 分钟内不允许喝水。

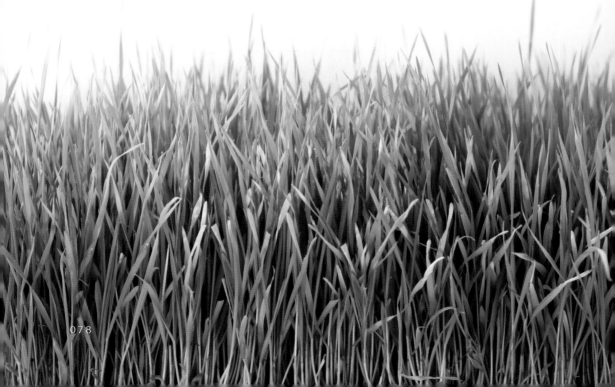

45ML 果蔬汁
小麦草 —— 60g（45ml）

HOW TO MAKE

STEP 1
用流动水将小麦草洗干净。

STEP 2
将小麦草放入榨汁机中榨汁。

TIPS

有些人初次饮用小麦草汁会出现头痛、眩晕、恶心等症状。首次可将量限制在 30ml 以下，之后提高到 45ml。

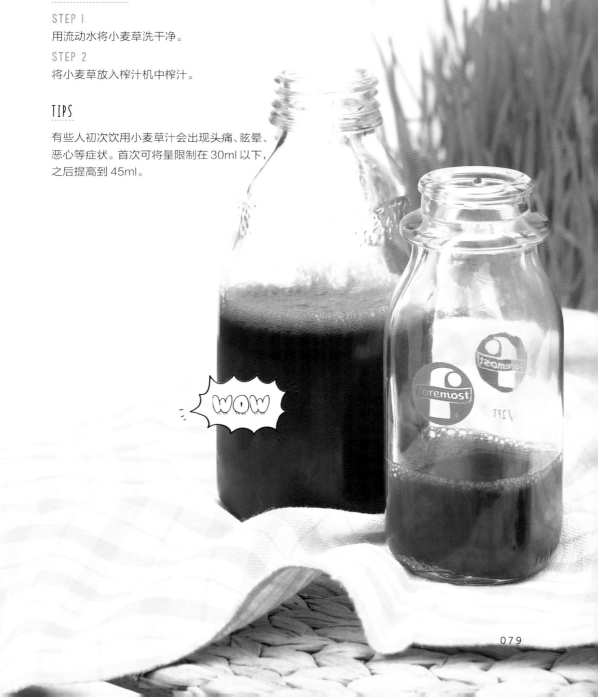

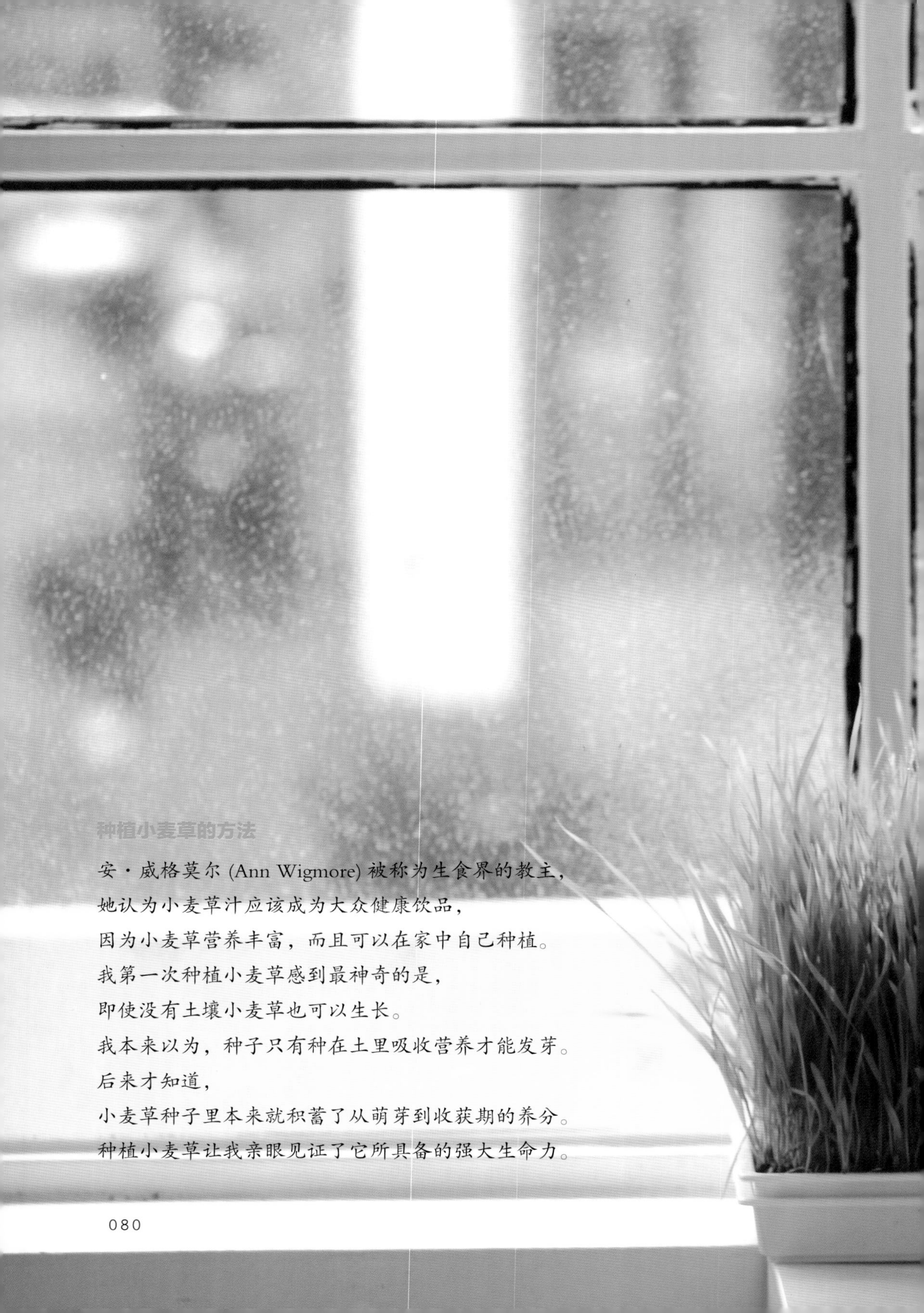

种植小麦草的方法

安·威格莫尔 (Ann Wigmore) 被称为生食界的教主，

她认为小麦草汁应该成为大众健康饮品，

因为小麦草营养丰富，而且可以在家中自己种植。

我第一次种植小麦草感到最神奇的是，

即使没有土壤小麦草也可以生长。

我本来以为，种子只有种在土里吸收营养才能发芽。

后来才知道，

小麦草种子里本来就积蓄了从萌芽到收获期的养分。

种植小麦草让我亲眼见证了它所具备的强大生命力。

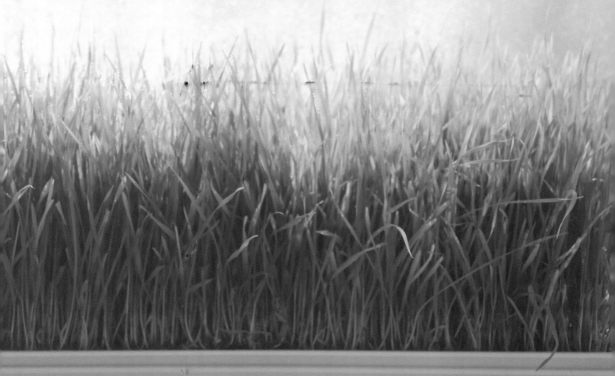

HOW TO MAKE

STEP 1
将小麦草的种子放在水中浸泡8~12个小时。

STEP 2
把漂浮在水面的种子扔掉，其余种子在水中清洗几遍。

STEP 3
将水和种子倒入干净的玻璃瓶中，瓶口用棉布封住，再用橡皮筋将瓶口绑紧。瓶子倒置，让水慢慢渗出。

STEP 4
16~24个小时期间，换3~4次水，保持种子的水分。

STEP 5
种子发芽后，在2~3cm高的盘子或箱子里摆放，然后将它们放在阴凉处。

STEP 6
给种子浇水后盖上盖子。

STEP 7
3天内每天浇水，然后盖上盖子。

STEP 8
第4天拿下盖子，将其放在阴凉处，每天浇一次水。如果出现发霉现象，需将温度维持在21~26℃之间，并保证通风。

STEP 9
当小麦草长至15~20cm时就可以收割了。一般从播种到收获的时间为7~12天。收获的小麦草可放至冰箱冷藏7~10天。如果在土里种植小麦草，最多可收割3次。

BARLEY SPROUT *Juice*

大麦草的知名度不如小麦草高，
但它与小麦草一样富含各种维生素、酶和叶绿素，
它的钙、钾含量比牛奶还要高。
日本的一项研究表明，大麦草最符合亚洲人的体质。
与小麦草相同，空腹饮用少量大麦草汁，
就可以产生非常好的排毒效果。

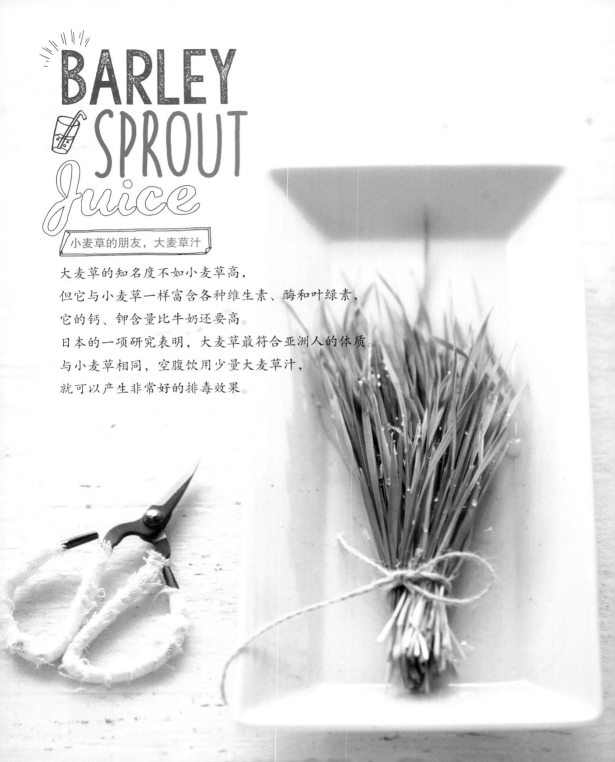

RECIPE

45ML 果蔬汁
大麦草 —— 60g(45ml)

HOW TO MAKE

STEP 1
将大麦草用流动水轻轻洗干净。

STEP 2
把大麦草放入榨汁机中榨汁。

TIPS

如果不喜欢大麦草浓厚的青草味，喝完后可
在嘴里含一片柠檬或橙子。

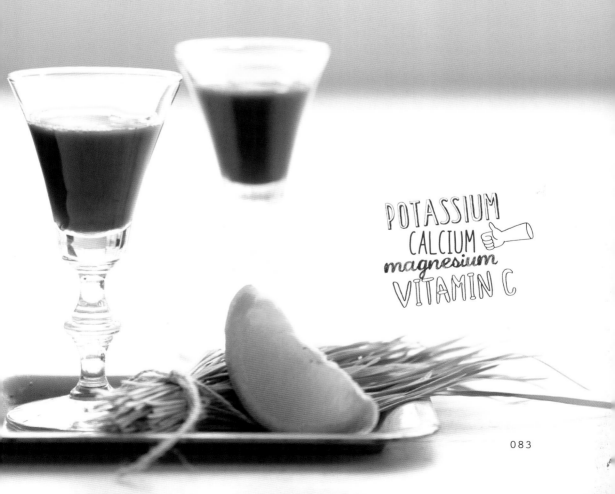

POTASSIUM
CALCIUM
magnesium
VITAMIN C

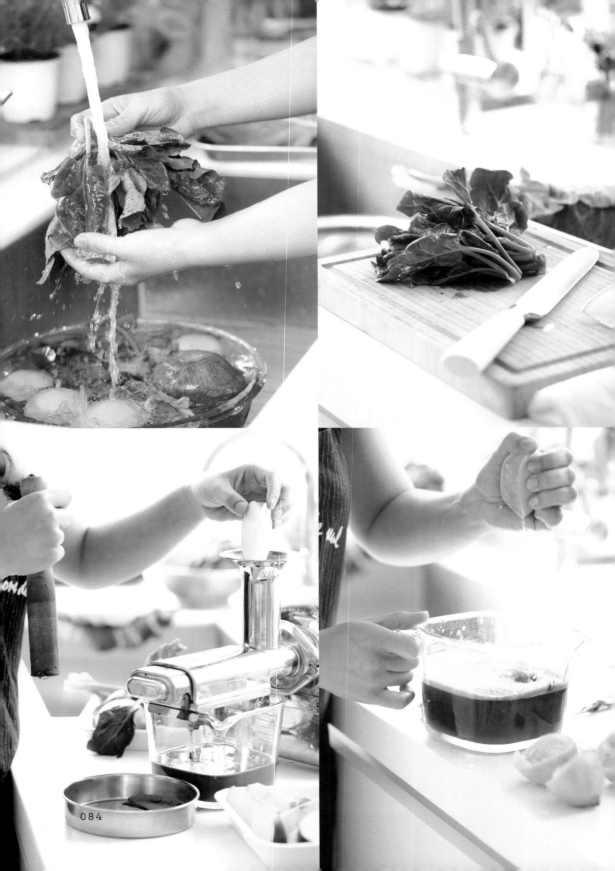

JUICE

YEAH!

FREEDOM

自由果蔬汁

提到绿色果蔬汁，我会想到"自由"这个词。
我曾经对用蔬菜制作而成的果蔬汁犹豫不决，
但后来我发现它给了我真正的"自由"。
自由果蔬汁中的绿叶蔬菜具有排毒功效，
柠檬、苹果等酸甜可口的味道让果蔬汁不再那么难喝。
自由果蔬汁是绿色果蔬汁中最基本的一种。

RECIPE

350ML 果蔬汁
苹果 — 1 个 (200ml)
柠檬 — 1/2 个 (20ml)
黄瓜 — 1/4 根 (40ml)
羽衣甘蓝 — 1 片 (40ml)
菠菜 — 2 棵 (30ml)
芹菜 — 1/2 根 (20ml)

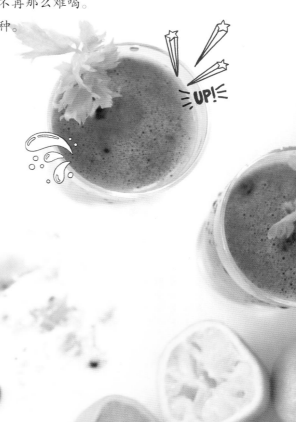

UP!

HOW TO MAKE

STEP 1
将所有食材用流动水洗干净。

STEP 2
苹果切开去除果核，柠檬去皮。

STEP 3
把所有食材放入榨汁机中榨汁。

TIPS

也可将柠檬切成两半，用手或手动压汁器压汁。
柠檬切开前，用力按压滚动几圈更容易出汁。

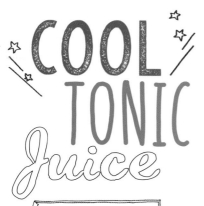

COOL TONIC Juice

汤力果蔬汁

梨可以加快新陈代谢，
快速为身体补充营养，促进消化。
另外，还能够激发肝脏的活性，具有醒酒的作用。
梨和椰子汁味道清凉甘甜，非常受人欢迎。

RECIPE

350ML 果蔬汁
梨 —— 1/4 个 (200ml)
苹果 —— 1/3 个 (70ml)
菠菜 —— 2 棵 (30ml)
椰子汁 —— 45ml
生姜汁 —— 5ml

HOW TO MAKE

STEP 1
蔬菜与水果用流动水洗干净。

STEP 2
将梨和苹果切开去核，生姜去皮。

STEP 3
所有食材放入榨汁机中榨汁后，再倒入椰子汁。

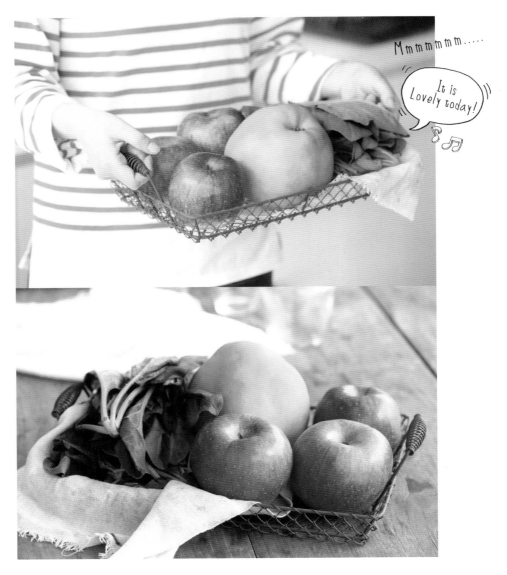

TIPS

· 椰子汁是天然电解质饮料，与人体内的细胞内液相似，PH 值接近中性，可以清凉解渴。没有椰子汁，也可以使用梨水代替。
· 生姜具有驱寒的作用，梨能够缓解喉咙的炎症，因此感冒时可饮用此果蔬汁。

DARLING
GREEN
Juice

亲爱的绿色果蔬汁

第一次喝这种果蔬汁的人都会惊讶，
含有蔬菜的果蔬汁怎么会这么美味。
青葡萄和猕猴桃酸甜的味道可以中和蔬菜的味道，
适合新手尝试。
另外，青葡萄与羽衣甘蓝搭配非常合适，
只用这两种材料制作果蔬汁也能起到明显的排毒效果。

So special

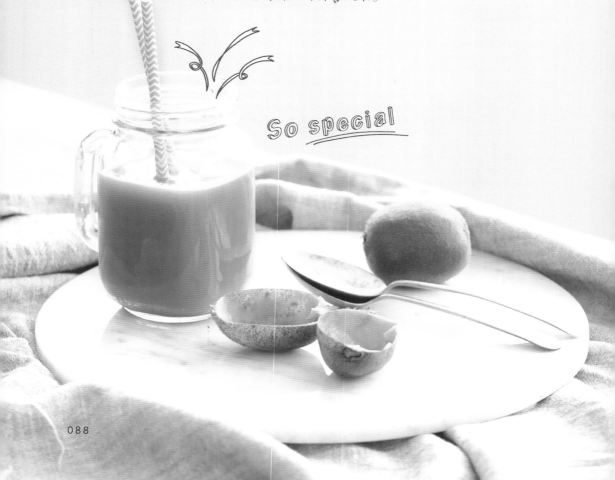

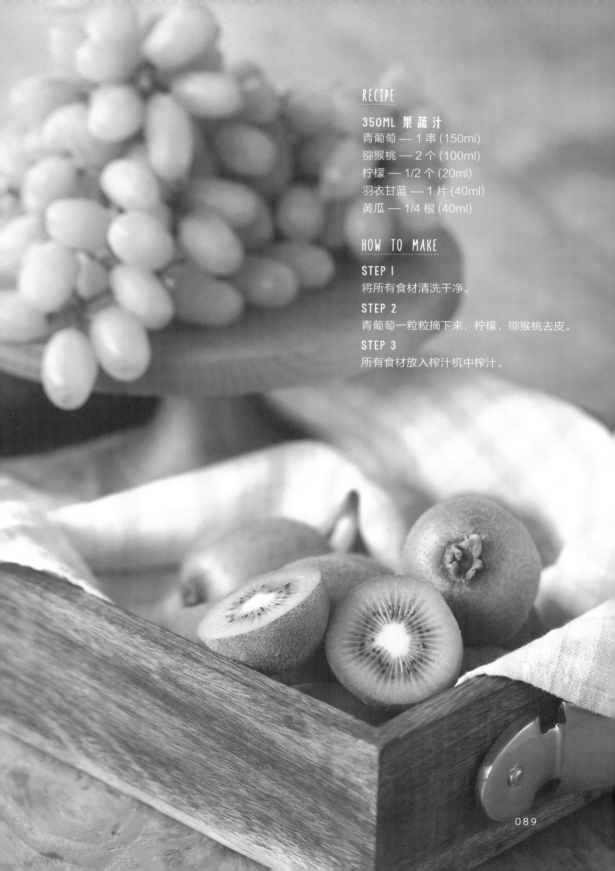

RECIPE

350ML 果蔬汁

青葡萄 —— 1 串 (150ml)

猕猴桃 —— 2 个 (100ml)

柠檬 —— 1/2 个 (20ml)

羽衣甘蓝 —— 1 片 (40ml)

黄瓜 —— 1/4 根 (40ml)

HOW TO MAKE

STEP 1

将所有食材清洗干净。

STEP 2

青葡萄一粒粒摘下来，柠檬、猕猴桃去皮。

STEP 3

所有食材放入榨汁机中榨汁。

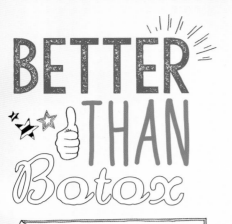

BETTER THAN Botox

比肉毒杆菌还要好！BB 果蔬汁

如果不喜欢喝原汁原味的小麦草汁，
可以在别的果蔬汁中加入小麦草汁。
小麦草排毒能力强，能缓解便秘，
使皮肤变得干净透亮。

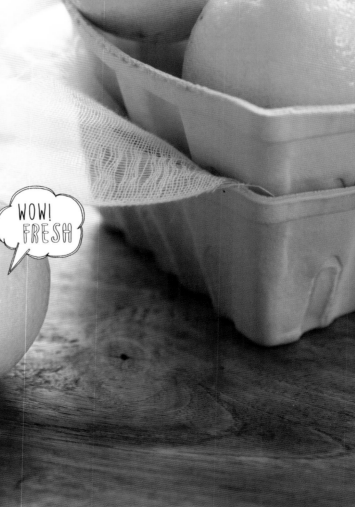

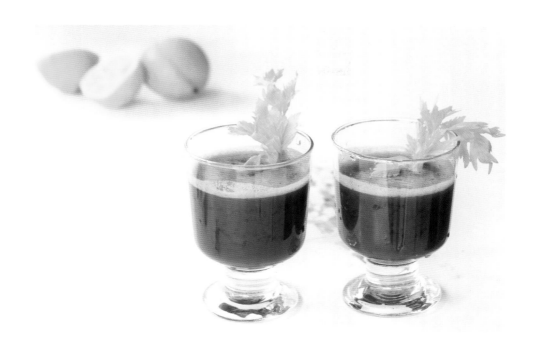

RECIPE

350ML 果蔬汁
苹果 — 1 个 (200ml)
柠檬 — 1/2 个 (20ml)
黄瓜 — 1/4 根 (40ml)
羽衣甘蓝 — 1 片 (40ml)
菠菜 — 1 棵 (10ml)
芹菜 — 1/2 根 (20ml)
小麦草汁 — 20ml

HOW TO MAKE

STEP 1
所有食材清洗干净。

STEP 2
苹果切开去核，柠檬去皮。

STEP 3
所有食材放入榨汁机中榨汁。

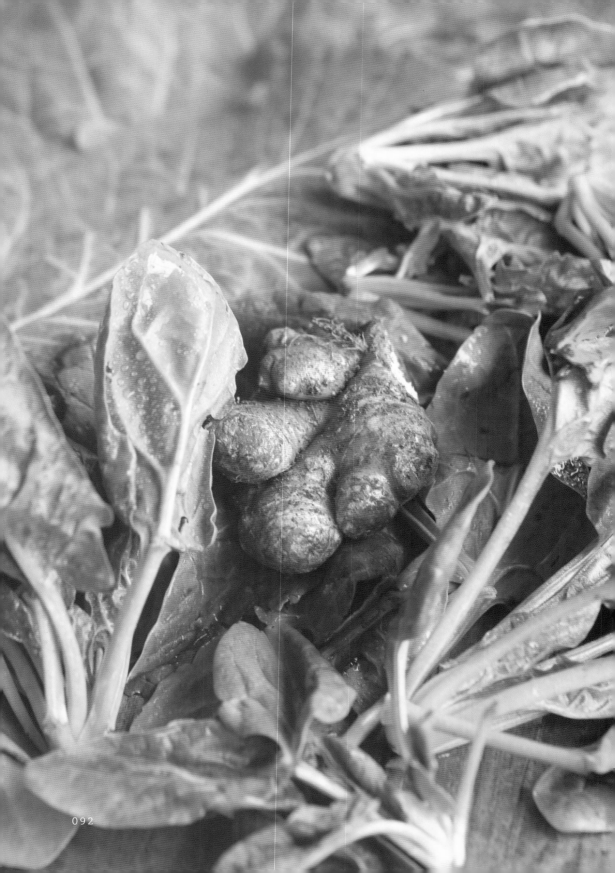

DRACULA GREEN

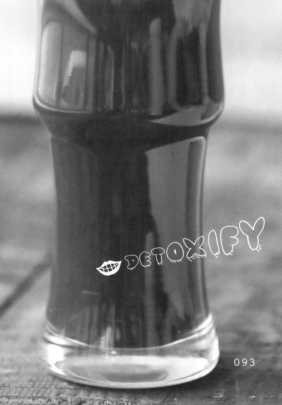

我体内流淌着绿色血液——绿色惊情

对于有强烈决心进行果蔬汁排毒的人，

我推荐这一款果蔬汁。

喝一杯这样的"绿汁"，

让人有一种体内流淌着绿色血液的感觉。

它味道浓郁，排毒效果也非常明显。

这是熟悉轻断食排毒疗法的人每天必备的饮品之一。

RECIPE

350ML 果蔬汁
苹果 — 3/4 个 (150ml)
黄瓜 — 1/2 根 (80ml)
羽衣甘蓝 — 1 片 (40ml)
菠菜 — 2 棵 (30ml)
芹菜 — 1 根 (40ml)
生姜汁 — 10ml

HOW TO MAKE

STEP 1
将所有食材清洗干净。

STEP 2
苹果切开去核，生姜去皮。

STEP 3
所有食材放入榨汁机中榨汁。

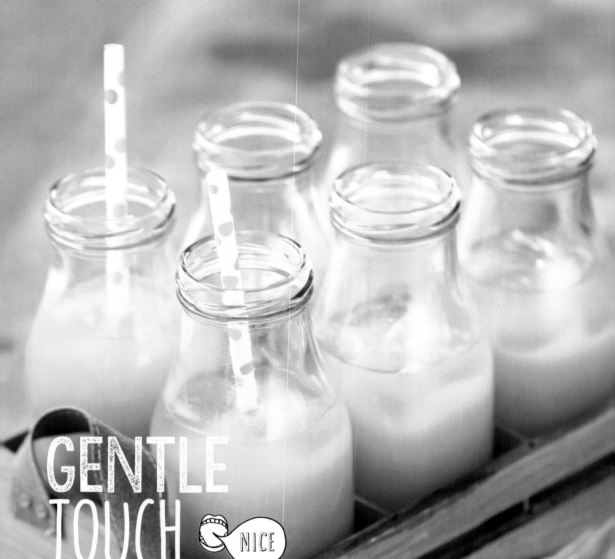

GENTLE
TOUCH

NICE

轻柔的触摸

与强烈味道的绿汁相比，
该款果蔬汁非常温和。
羽衣甘蓝、菠菜等蔬菜虽然有排毒功效，
但口感苦涩，难以入口。
如果喝不下去可以试试其他果蔬汁，
比如这款因黄瓜和西柚而独具清爽口感的"轻柔的触摸"。

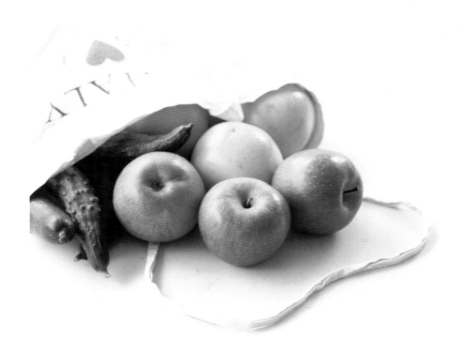

RECIPE

350ML 果蔬汁

苹果 — 1 个 (200ml)

西柚 — 1/4 个 (60ml)

黄瓜 — 1/2 根 (80ml)

生姜汁 — 10ml

HOW TO MAKE

STEP 1

所有食材清洗干净。

STEP 2

苹果切开去核，西柚和生姜去皮。

STEP 3

所有食材放入榨汁机中榨汁。

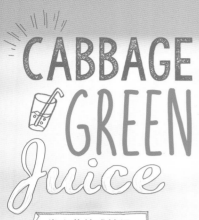

CABBAGE GREEN Juice

卷心菜的感性绿

卷心菜汁能够缓解胃炎和逆流性食道炎，
但它的味道却让人却步。
不过我们可以不单独喝卷心菜汁，
而是与菠萝等味甜的水果一起榨汁，
就能解决口感这一大难题。

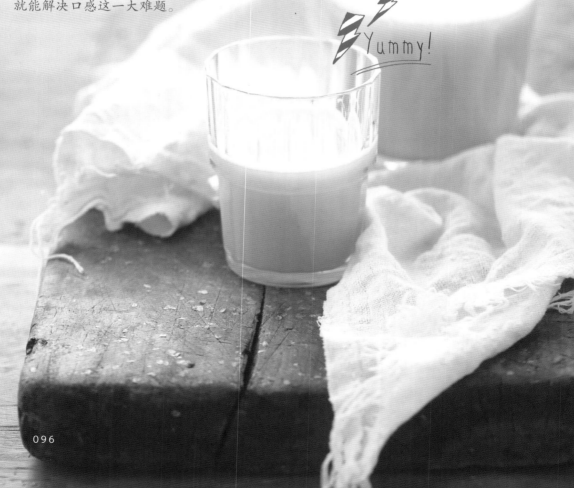

Yummy!

RECIPE

350ML 果蔬汁

菠萝 —— 2~3cm(150ml)
苹果 —— 1/2 个 (100ml)
柠檬 —— 1/2 个 (20ml)
卷心菜 —— 1/2 杯 (70ml)
生姜汁 —— 10ml

TIPS

如果以治疗胃炎为目的，必须早晨空腹饮用。如胃炎比较严重，应将食谱中的柠檬去掉。首次请按照食谱去做，之后可以慢慢增加卷心菜的量。

HOW TO MAKE

STEP 1
将所有食材清洗干净。

STEP 2
菠萝去皮，苹果切开去核，柠檬、生姜去皮。卷心菜剥开外皮，切成适量大小。

STEP 3
所有食材放入榨汁机中榨汁。

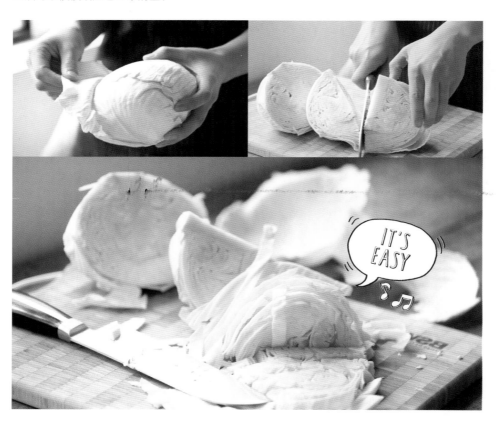

IT'S EASY

FENNEL
JUICE

球茎茴香果蔬汁

茴香在亚洲并不常见，
它的根茎叶排毒效果都很好，
所以西方人一般将茴香的根茎叶全部榨汁。
茴香能够促进消化吸收，治疗腹胀。
另外，茴香利尿，散寒祛风，
有助于减少食欲，被称为"减肥蔬菜"。

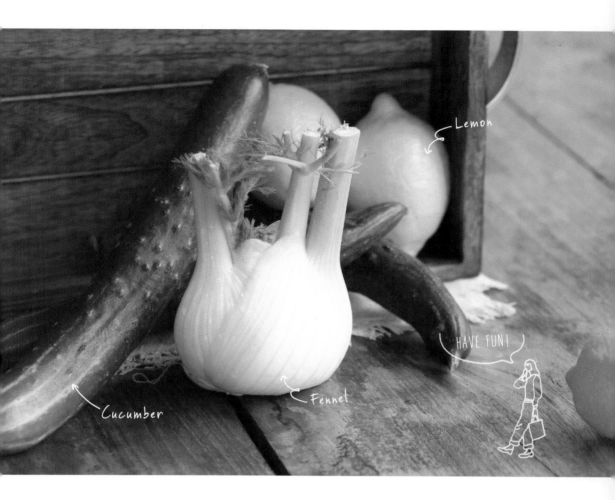

Lemon

HAVE FUN!

Fennel

Cucumber

RECIPE

350ML 果蔬汁

苹果 — 1 个 (200ml)
柠檬 — 1/2 个 (20ml)
茴香 — 1/2 个 (80ml)
黄瓜 — 1/4 根 (40ml)
薄荷 — 10ml

HOW TO MAKE

STEP 1
将所有食材清洗干净。

STEP 2
苹果切开去核，柠檬去皮。茴香切成适当大小。

STEP 3
所有食材放入榨汁机中榨汁。

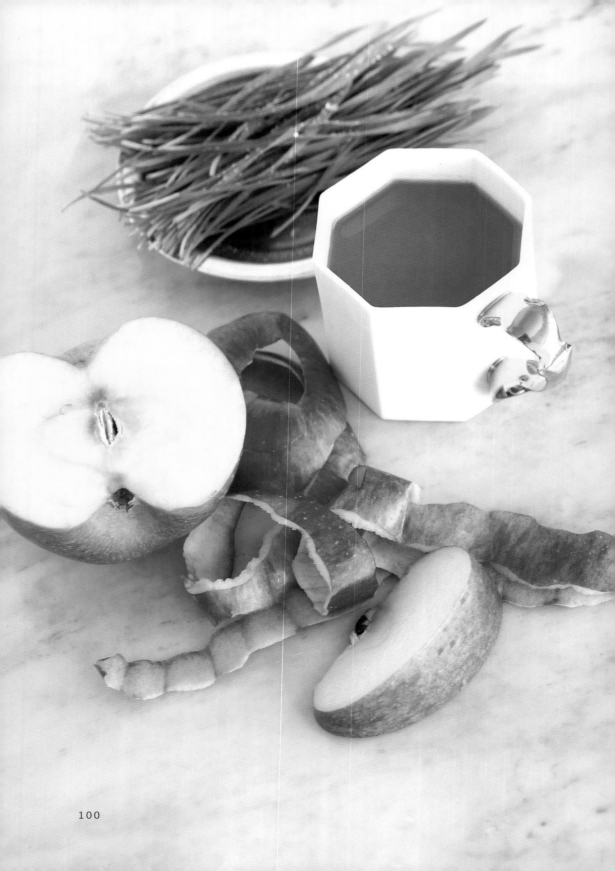

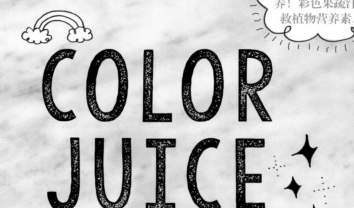

COLOR JUICE

看到色彩缤纷、清新诱人的蔬菜水果，还没吃就已经令人精神振奋了。大自然的生机活力能产生"颜色疗法"的效果。彩色果蔬汁不仅养眼，还能为人体补充维生素、矿物质、植物营养素。尤其是植物营养素，它具有抗氧化作用，能够预防疾病，抗衰老。不过加热会破坏食物中的植物营养素，因此我们最好将新鲜蔬菜和水果榨汁饮用。

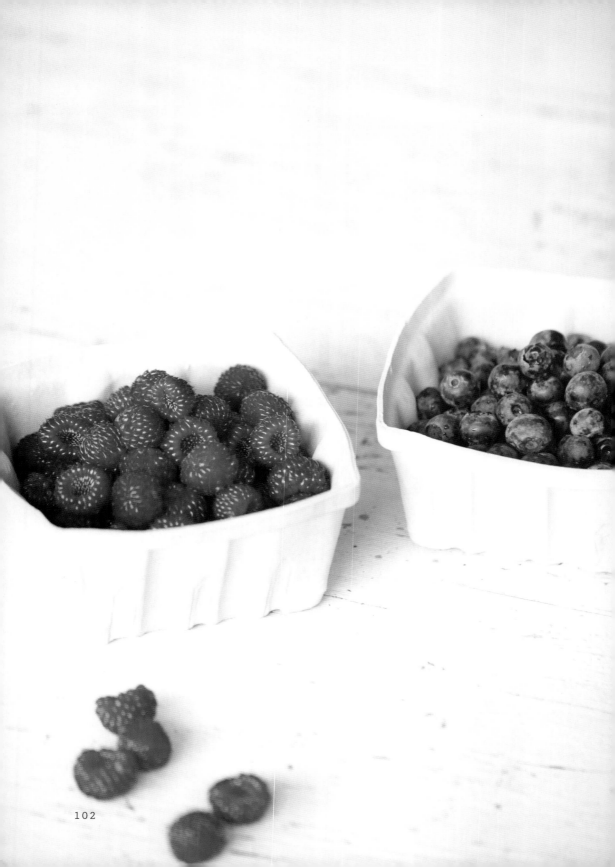

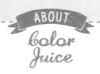

1: 彩色果蔬汁的功效

- 蔬菜、水果的颜色能安定内心，产生颜色疗法的效果。
- 不同颜色的蔬果具有不同的植物营养素、维生素和矿物质。

胡萝卜：β-胡萝卜素能滋润皮肤，有助于恢复干细胞的活力。与绿色蔬菜相比，它含有丰富的维生素A，具有抗癌、保护眼睛健康的作用。为温性食物，能缓解女性的手脚冰凉以及痛经。

甜菜：非常好的抗氧化食品，具有抗衰老的作用。另外，甜菜富含铁，所以表皮颜色为红色，能够预防贫血，治疗月经不调。

草莓：含有丰富的维生素C，能够促进胶原蛋白的生成，增强皮肤弹性。另外，草莓中含有大量抗氧化成分——花青素。

石榴：抗氧化力强，被称为"年轻的秘密"。石榴中富含多酚，能够促进血液循环，改善黯淡无光的皮肤。

橘子·橙子：柑橘类水果富含维生素C，有助于皮肤美白和增强肌肤弹性。还能促进新陈代谢，缓解身体疲劳。

西红柿：富含番茄红素，具有抗氧化，抗衰老，预防老年痴呆的作用。另外，西红柿能够降低胆固醇，预防高血压，缓解疲劳。

蓝莓：是富含各种维生素、花青素的超级食物。具有抗氧化、提高免疫力、增强脑细胞活性、提高记忆力的作用。

2: 制作彩色果蔬汁

制作彩色果蔬汁时，甜菜等蔬菜类大概占40%，甜类水果类占40%，柠檬汁、其他蔬菜水果占20%。

RED	甜菜，石榴，红色菜椒，草莓，西红柿
ORANGE	橙子，柠檬，橙色彩椒，橘子，杏，桃
WHITE	梨，生姜，椰子汁
PURPLE	紫甘蓝，紫葡萄，蓝莓
YELLOW	黄色菜椒，苹果，菠萝

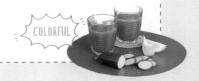

COLORFUL

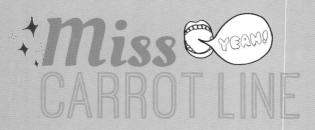

Miss
CARROT LINE

胡萝卜富含维生素，
具有抗癌的作用，
它和绿叶蔬菜一样都是重要的排毒食材。
胡萝卜中的 β-胡萝卜素能够提高免疫力，
预防贫血，缓解疲劳，保护眼睛。

BETA-CAROTENE
Vitamin A

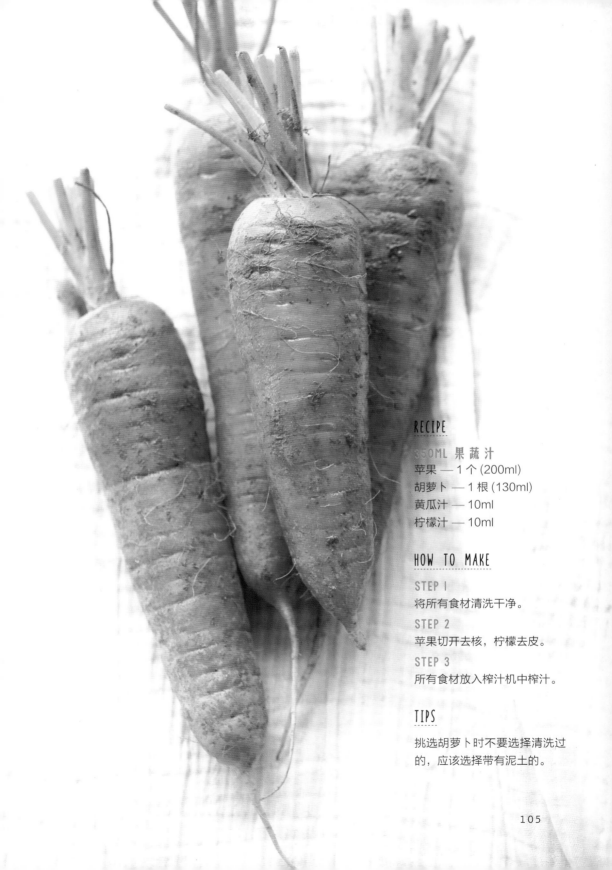

RECIPE

350ML 果蔬汁
苹果 —— 1 个 (200ml)
胡萝卜 —— 1 根 (130ml)
黄瓜汁 —— 10ml
柠檬汁 —— 10ml

HOW TO MAKE

STEP 1
将所有食材清洗干净。

STEP 2
苹果切开去核,柠檬去皮。

STEP 3
所有食材放入榨汁机中榨汁。

TIPS

挑选胡萝卜时不要选择清洗过
的,应该选择带有泥土的。

Veggie FARM

美国国立癌症研究所建议人们每天均衡
食用红色、黄色、绿色、紫色、白色等
五种颜色的蔬菜水果，以预防癌症。
特别是含丰富番茄红素的西红柿，
有助于预防消化系统的癌症、前列腺癌、乳房癌。
这款果蔬汁除了西红柿，还有多种蔬菜，
就像蔬菜农场一样，给人以新鲜与健康的感觉。

RECIPE

350ML 果蔬汁

苹果 — 1/3 个 (65ml)
西红柿 — 1/2 个 (100ml)
胡萝卜 — 1/2 根 (65ml)
黄瓜 — 1/5 根 (30ml)
红色、黄色、橙色彩椒 — 各 1/2 个 (60ml)
芹菜 — 1/2 根 (20ml)
柠檬汁 — 10ml

HOW TO MAKE

STEP 1
将所有食材清洗干净。

STEP 2
苹果切开去核，西红柿摘掉叶蒂后切成适当大
小，彩椒切开去除叶蒂和种子切成适当大小，
柠檬去皮。

STEP 3
所有食材放入榨汁机中榨汁。

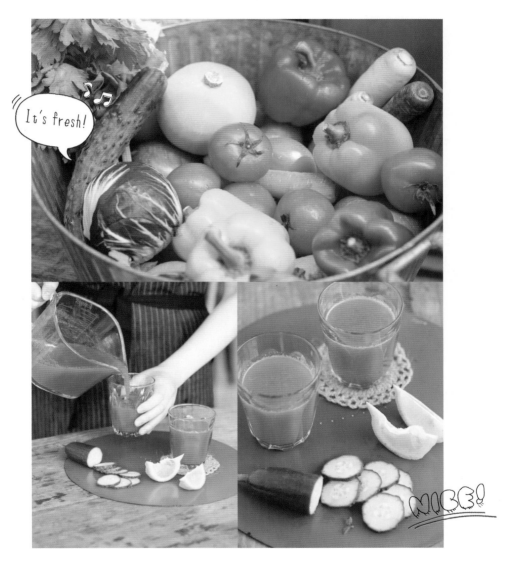

TIPS

彩椒中的维生素 C 含量比草莓和菠菜都要高，热量低，有利于减肥。不同颜色的彩椒其功效和养分也不同，因此最好选择多种颜色食用。

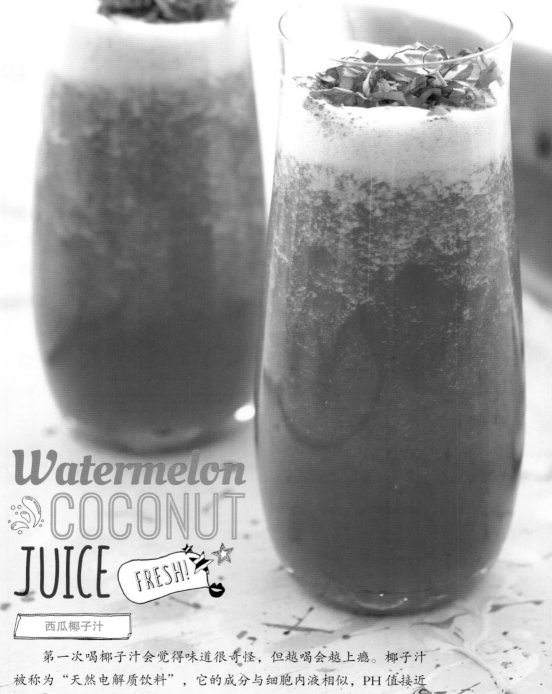

Watermelon COCONUT JUICE FRESH!

西瓜椰子汁

　　第一次喝椰子汁会觉得味道很奇怪，但越喝会越上瘾。椰子汁被称为"天然电解质饮料"，它的成分与细胞内液相似，PH值接近中性，容易被人体吸收。特别是运动后喝一杯冰椰子汁能快速解渴。椰子汁与西瓜的结合使味道更加甜美，并且能增强利尿去肿的效果。

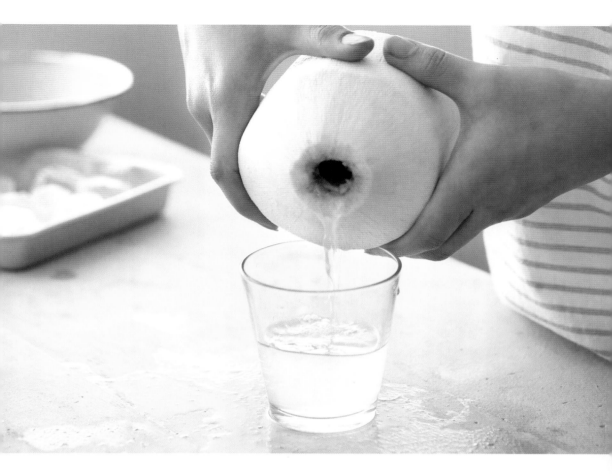

RECIPE

350ML 果蔬汁
西瓜 — 2 杯 (300ml)
椰子汁 — 1/4 杯（50ml）
罗勒 — 少许

HOW TO MAKE

STEP 1
挖出西瓜的果肉，切成适当大小。

STEP 2
苹果切开去核，柠檬去皮。罗勒切成适当大小。

STEP 3
所有食材放入榨汁机中榨汁。

TIPS

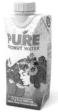

- 用小刀对准椰子开一个小口，也可以去超市购买瓶装椰汁。
- 西瓜与罗勒、薄荷等草本植物搭配起来十分完美。可以将香草与其他食材一同放入搅拌机，也可以将香草切碎后最后放入。
- 可以减少西瓜的比重，增加椰汁的比重。

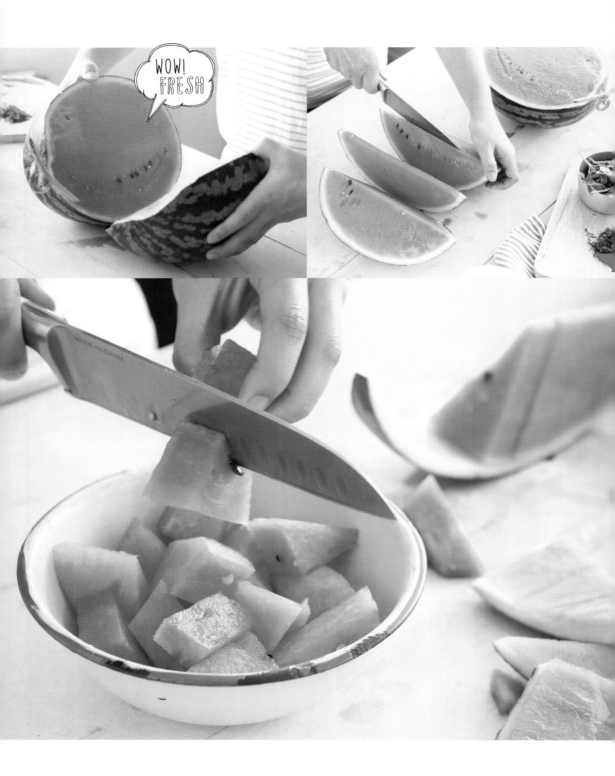

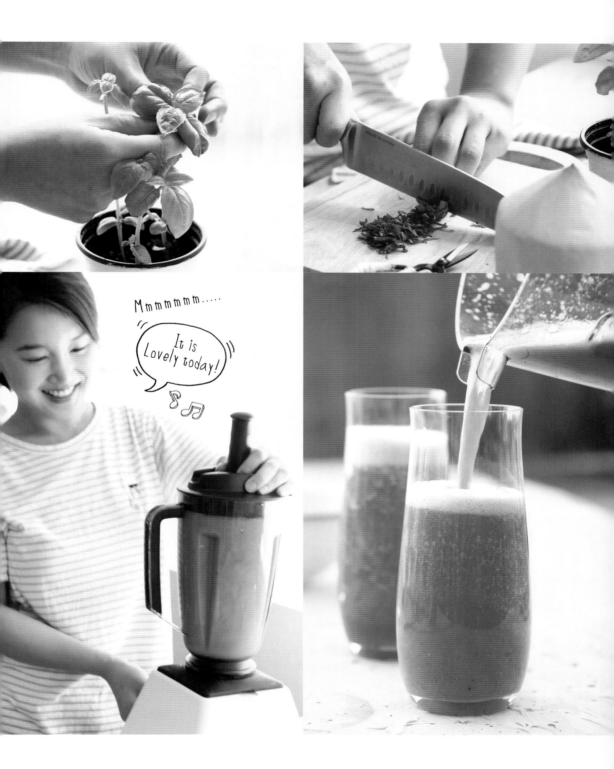

Purple
RAIN

紫雨

卷心菜具有保护黏膜细胞的作用，
对胃炎、胃溃疡的防治具有较好的效果。
它还具有促进消化，帮助身体排出毒素的功效。
卷心菜中紫色的卷心菜，即紫甘蓝富含花青素，
具有延缓衰老、抗氧化的作用。
另外紫甘蓝能够提高免疫力，缓解过敏。
下面让我们用紫甘蓝汁和甜菜汁来滋养肠胃吧。

HAVE FUN!

look!
I've found
the most
wonderful
chocolate

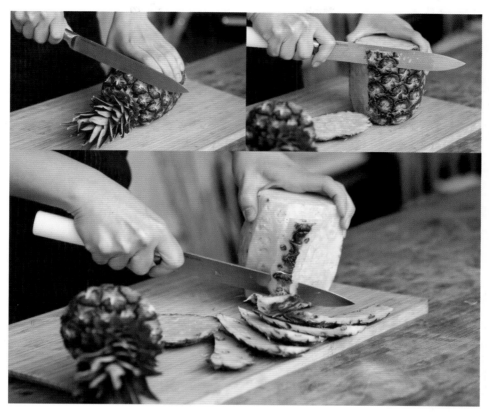

RECIPE

350ML 果蔬汁

菠萝 —— 5~6cm(250ml)
紫甘蓝 —— 1/3 杯 (50ml)
甜菜 —— 1/6 个 (30ml)
柠檬 —— 1/2 个 (20ml)

HOW TO MAKE

STEP 1
菠萝只保留果肉，将果肉切成适当大小。剥去紫甘蓝外皮，切成适当大小。柠檬和甜菜去皮。

STEP 2
将所有食材放入榨汁机中榨汁。

TIPS

卷心菜富含维生素 U，能够保护肠胃。维生素 U 加热后会遭到破坏，因此最好直接生吃。

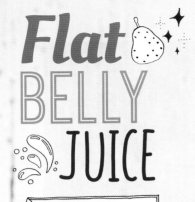

Flat
BELLY
JUICE

瘦腹果蔬汁

梨富含木犀草素，能够有效防治支气管疾病，
缓解感冒、哮喘等疾病。
沙尘肆虐的换季期可多饮用梨汁，
不仅营养美味，还能预防感冒。
另外，梨水分含量高，富含钾、矿物质等元素，
具有利尿通便的作用。
经常喝这一款果汁能明显感到小腹变瘦，腰围变细。

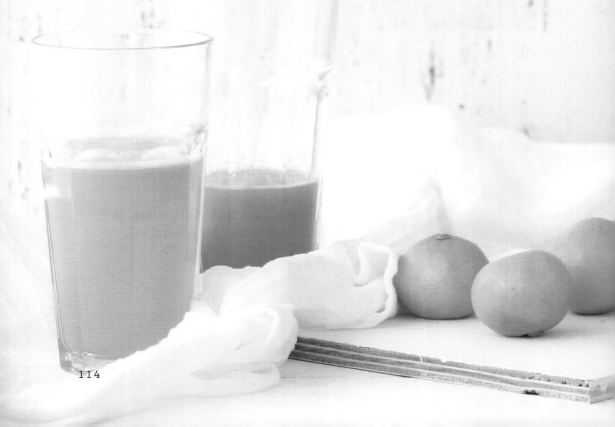

RECIPE

350ML 果蔬汁

梨 — 1/5 个 (160ml)

苹果 — 1/3 个 (70ml)

橘子 — 2 个 (70ml)

黄瓜 — 1/8 根 (20ml)

生菜 — 2 片 (20ml)

柠檬汁 — 5ml

青柠汁 — 5ml

HOW TO MAKE

STEP 1

将所有食材清洗干净。

STEP 2

梨和苹果切开去核，橘子、柠檬、青柠
去皮。

STEP 3

所有食材放入榨汁机中榨汁。

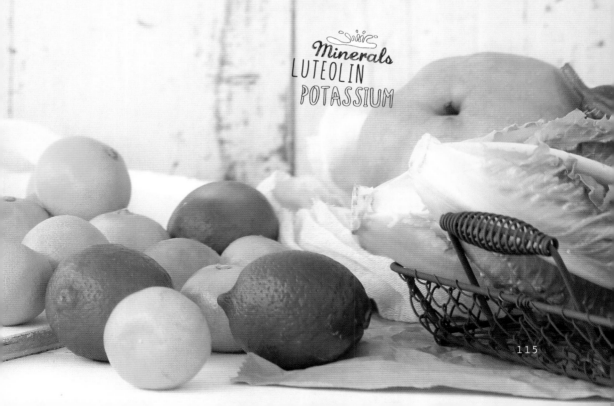

Minerals
LUTEOLIN
POTASSIUM

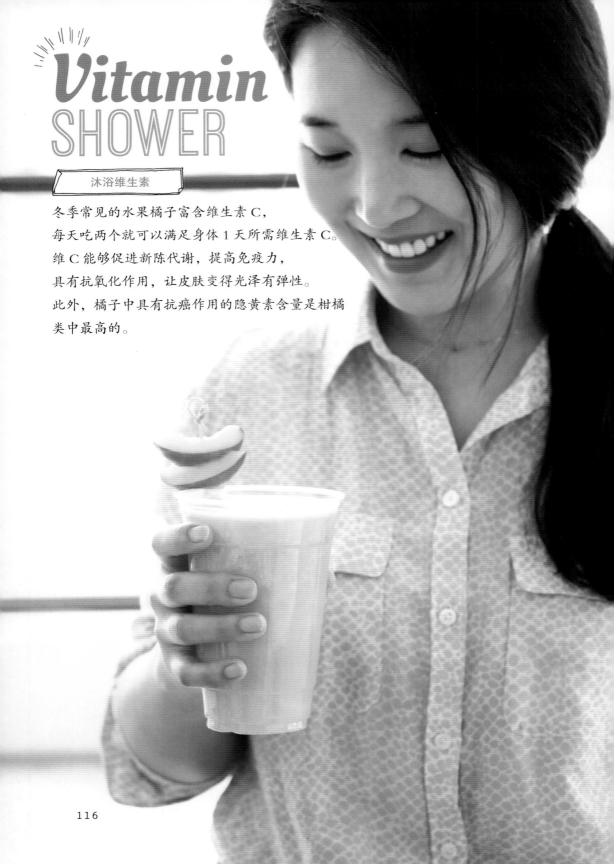

Vitamin
SHOWER

沐浴维生素

冬季常见的水果橘子富含维生素C，
每天吃两个就可以满足身体1天所需维生素C。
维C能够促进新陈代谢，提高免疫力，
具有抗氧化作用，让皮肤变得光泽有弹性。
此外，橘子中具有抗癌作用的隐黄素含量是柑橘
类中最高的。

116

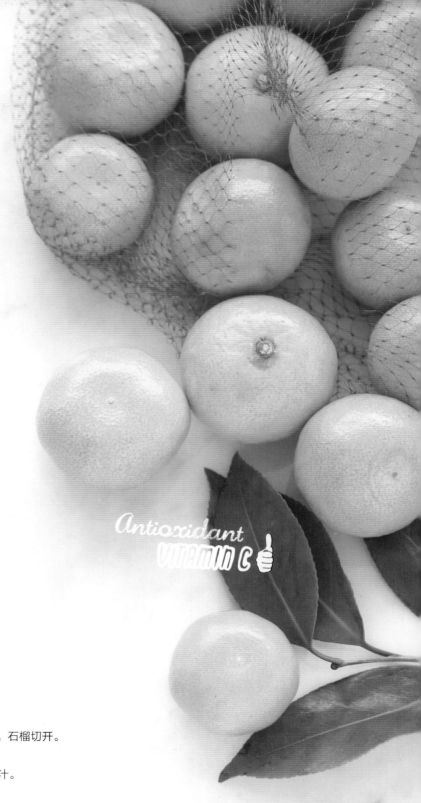

RECIPE

350ML 果蔬汁
苹果 — 1 个 (200ml)
橘子 — 2 个 (70ml)
石榴 — 1/3 杯 (80ml)

HOW TO MAKE

STEP 1
将所有食材清洗干净。

STEP 2
苹果切开去核，橘子剥皮，石榴切开。

STEP 3
所有食材放入榨汁机中榨汁。

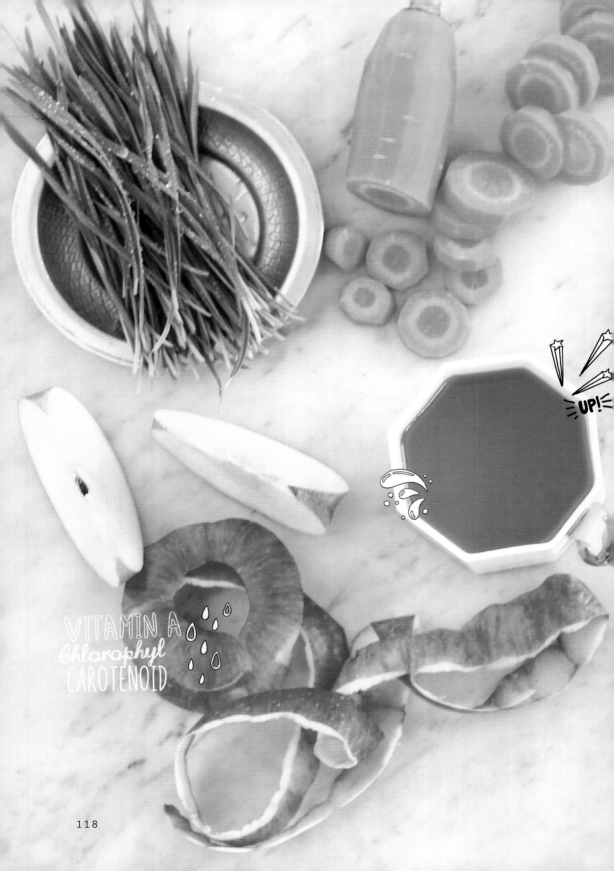

VITAMIN A
chlorophyl
CAROTENOID

UP!

Bye Bye, CELLULITE

再见，脂肪团

果蔬汁排毒中最神奇的一点是能够减掉"赘肉"，
尤其是让女性头痛不已的脂肪团。
当血液循环不畅时，废物堆积在皮下脂肪中形成脂肪团。
通过饮用果蔬汁，可以帮助身体排出废物，
促进血液循环，进而减少脂肪团。
具有净化血液和解毒作用的小麦草汁和椰子汁的结合，
能够去水肿，让身体变得更加健康。

RECIPE

350ML 果蔬汁
苹果 —— 1 个 (200ml)
胡萝卜 —— 1/2 个 (65ml)
椰子汁 —— 1/4 杯 (50ml)
小麦草汁 —— 25ml
生姜汁 —— 10ml

HOW TO MAKE

STEP 1
将苹果和胡萝卜清洗干净。

STEP 2
苹果切开去核，生姜去皮。

STEP 3
所有食材放入榨汁机中榨汁。

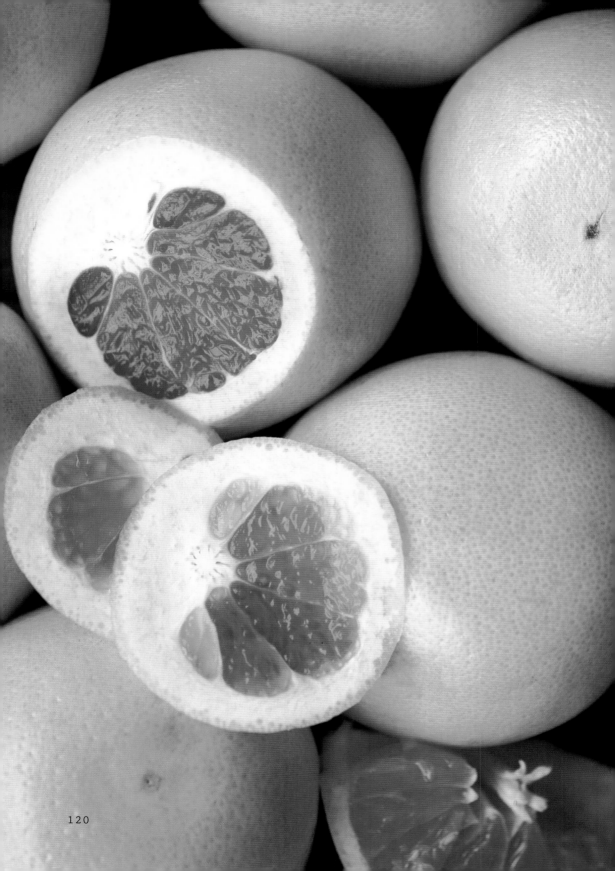

Skinny
DREAM

纤体之梦

葡萄柚是丹麦减肥法等减肥方法中最理想的食物。
葡萄柚特有的苦涩味道能够燃烧脂肪，减低食欲。
葡萄柚富含维生素 C，能够缓解疲劳，
促进胶原蛋白的生成。
它含有的果胶成分能够净化血管，
有效降低胆固醇指数。

RECIPE

350ML 果蔬汁
葡萄柚 — 1 个 (120ml)
苹果 — 1/2 个 (100ml)
胡萝卜 — 1 根 (130ml)
青柠汁或柠檬汁 — 少许

HOW TO MAKE

STEP 1
所有食材清洗干净。

STEP 2
葡萄柚去皮，苹果切开去核。

STEP 3
所有食材放入榨汁机中榨汁。

CHEERS!

ENJOY!

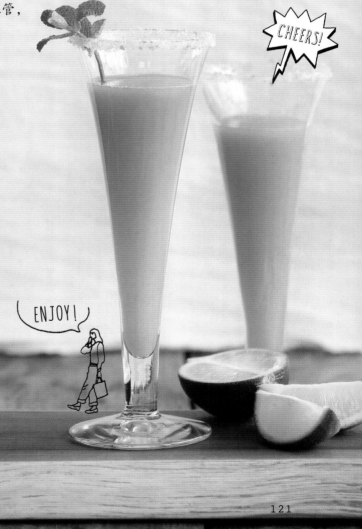

Cabbage
BEET WINE ♪

这款从外表看上去赏心悦目的果蔬汁，
富含有机酸，是一杯天然能量恢复剂。
酸甜清香的味道，多种蔬菜和水果的添加，
让这款果蔬汁不仅美味诱人，而且排毒功能强大。
与葡萄一样被称为"紫色食物（purple food）"
紫甘蓝、甜菜的添加，让果蔬汁营养丰富。
这款果蔬汁富含抗氧化剂，能够延缓衰老，预防心脏疾病。

RECIPE

350ML 果蔬汁
苹果 — 1 个 (200ml)
葡萄柚 — 1/4 个 (60ml)
紫葡萄 — 1/5 串 (30ml)
紫甘蓝 — 1/7 杯 (30ml)
甜菜 — 1/6 个 (30ml)

HOW TO MAKE

STEP 1
所有食材清洗干净。

STEP 2
苹果切开去核，葡萄柚去皮，葡萄去
籽，紫甘蓝剥去外皮并切成适当大小，
甜菜去皮。

STEP 3
所有食材放入榨汁机中榨汁。

CITRIC ACID
Polyphenol
VITAMIN P

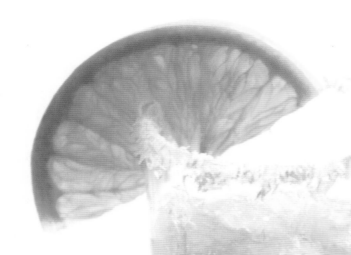

Kids'
TASTE

儿童口味果汁

有的人舌头特别敏感，
在果汁里添加一点蔬菜汁都能尝的出来。
虽然想通过果蔬汁减肥，
但他们很难接受蔬菜汁的味道。
而这款果汁中没有添加任何蔬菜，
葡萄柚中的"柚皮苷"能分解体内脂肪，
降低食欲，有助于减肥。

RECIPE

350ML 果汁
苹果 — 1/6 个 (230ml)
葡萄柚 — 1/2 个 (120ml)

HOW TO MAKE

STEP 1
将所有食材清洗干净。

STEP 2
苹果切开去核，葡萄柚去皮。

STEP 3
所有食材放入榨汁机中榨汁。

TIPS

- 这款果汁可以搭配椰子片和蜂蜜。将蜂蜜涂到杯子里，椰子片插到杯子边缘处。
- 熟悉了该款果汁的味道后，可以往里边添加生姜、绿叶蔬菜、胡萝卜、甜菜等。

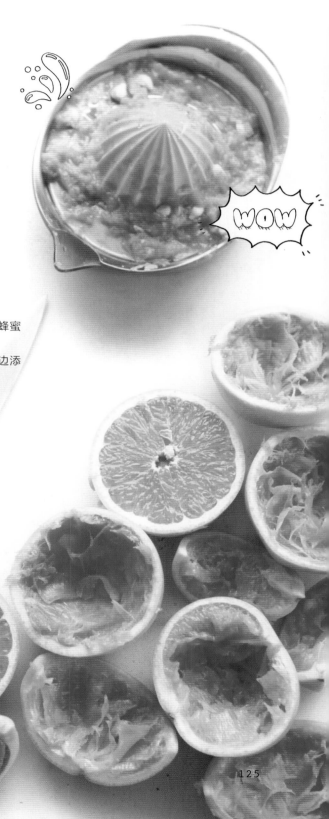

WOW

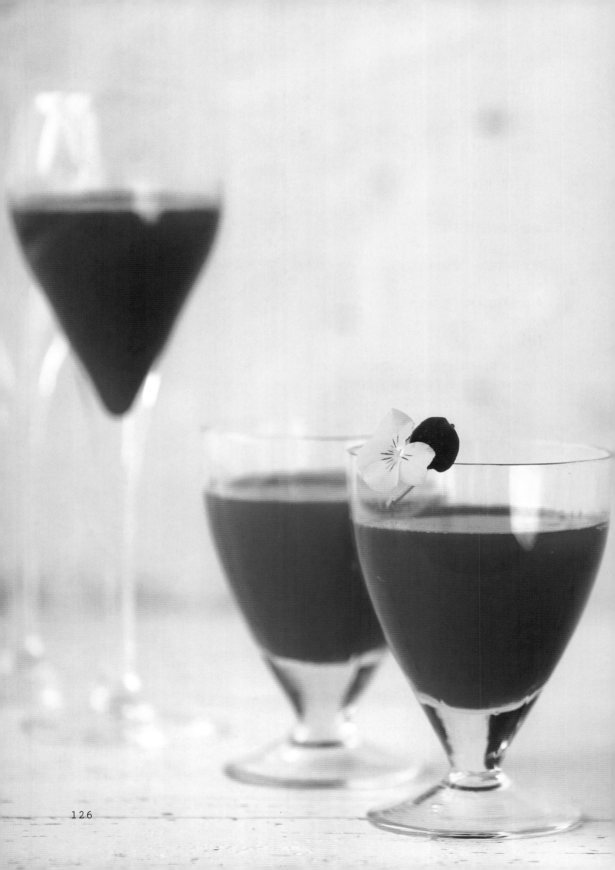

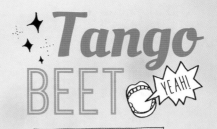

Tango BEET YEAH!

甜菜探戈

排毒果蔬汁中，
甜菜丝毫不逊色于黄绿色蔬菜和胡萝卜。
甜菜中富含维生素、铁、叶酸等，
能够净化血液、缓解便秘，排毒效果显著。
在此特别推荐女性饮用甜菜汁，
因为甜菜富含抗氧化成分，能够延缓皮肤衰老。
想变漂亮就要多吃红色蔬菜和水果！

RECIPE

350ML 果蔬汁
橙子 —— 2 个 (240ml)
胡萝卜 —— 1/2 个 (70ml)
甜菜 —— 1/6 个 (30ml)
生姜汁 —— 10ml

HOW TO MAKE

STEP 1
将所有食材清洗干净。

STEP 2
橙子、甜菜、生姜去皮。

STEP 3
所有食材放入榨汁机中榨汁。

VEGAN MILK SMOOTHIE

无法抵抗牛奶香醇的味道，那就喝蔬果奶昔吧。

平时喜欢牛奶香醇味道的人，饭后一般习惯喝一杯牛奶咖啡。不过很多时候喝牛奶会导致消化不良。即使养成以蔬菜为主的饮食习惯，人们往往也无法抵抗牛奶的诱惑，在此特别为大家介绍杏仁露。如果身体容易水肿，用杏仁露代替纯牛奶可以消除水肿，改善肤质。特别是过敏患者或牛奶消化能力弱的人可以考虑饮用杏仁露。也可以添加其他食材制作成不同口味的牛奶，比如草莓牛奶、巧克力牛奶。

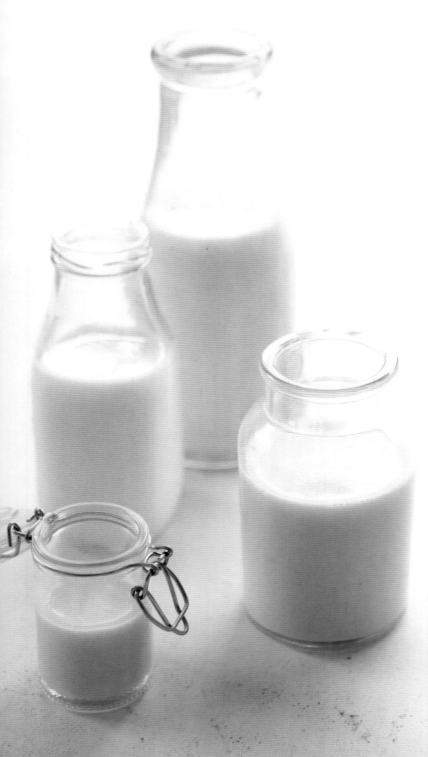

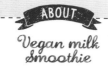

1: 蔬果奶昔的功效

- 杏仁露是素食主义者用来代替纯牛奶的典型"蔬果奶",不含乳糖,易于消化,蛋白质、钙的含量比普通牛奶还要高。
- 用杏仁制作而成的杏仁露富含维生素 E 和矿物质。能有效预防骨质疏松,延缓衰老,不含饱和脂肪与胆固醇,卡路里含量低,非常适合作为减肥饮品。
- 富含蛋白质,添加各种超级食物粉后抗氧化功能强。减肥期间可用来代餐,也可以在轻断食后作为补食饮用。

2: 制作蔬果奶昔

（以 500ml 奶昔为标准）

基础食材	杏仁露 2 杯（400ml）或 1 杯（200ml）+ 水 1 杯（200ml）
蔬菜·水果	香蕉 1 根 - 喜欢的水果或蔬菜 1 杯（200ml）
其他食材	超级食物粉 1~3 大匙（15~45ml）+ 椰子油 1 大匙（15ml）（可忽略）

3: 补充营养的超级食物粉

- **瓜拿纳粉**：为了醒脑提神,亚马逊人将瓜拿纳制成了粉末。它可以迅速补充能量,缓解身体疲劳。
- **番荔枝粉**：番荔枝中的成分可以破坏癌细胞,具有抗菌、抗病毒的作用,能够减轻过敏等皮肤疾病。
- **螺旋藻粉**：美国国家航空航天局（NASA）将螺旋藻作为未来的最佳食品,螺旋藻的 60% 为蛋白质,是富含维生素和无机质的完全食品。
- **小麦草粉（大麦草粉）**：将小麦草制成粉末饮用,能够帮助身体排出毒素,清扫肠胃。另外,它富含维生素、矿物质、多酚等,具有抗氧化、延缓衰老的作用。
- **阿萨伊浆果粉**：能够改善皮肤状态,去除毒素,有助于减肥。另外,它含有不饱和脂肪酸与氨基酸,能够降低胆固醇,促进血液循环。

PURE
ALMOND MILK
& Nut Milk

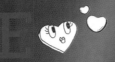

纯杏仁露 & 坚果露

《泰晤士报》介绍的十大健康食品中，杏仁榜上有名！
以杏仁为主材料制作而成的杏仁露能降低胆固醇含量，
预防糖尿病，吃下后令人有饱腹感，有助于节食减肥。
另外，杏仁露富含不饱和脂肪酸与维生素 B、E，
能够健脑醒神，美容养颜。
因为不含乳糖，即使消化不良也可以尽情畅饮。
坚果露中不仅含有杏仁，
还添加了核桃、澳洲坚果、腰果等坚果类食品。
可以让我们均衡摄取坚果中的营养。

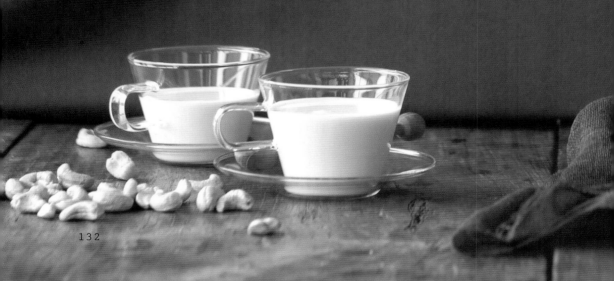

RECIPE

2 杯

{ 杏仁露 }
杏仁 —— 1 杯（200ml）
水 —— 3 杯（600ml）
海盐 —— 少许
龙舌兰糖浆 —— 1 大匙（15ml）
棉布或坚果露过滤袋

{ 坚果露 }
杏仁、核桃、澳洲坚果、
腰果等坚果 —— 1 杯（200ml）
水 —— 3 杯（600ml）
海盐 —— 少许
龙舌兰糖浆 —— 1 大匙（15ml）
棉布或坚果露过滤袋

HOW TO MAKE

STEP 1
杏仁（坚果）中倒入两倍的水浸泡，24 小时后将水倒掉。

STEP 2
将浸泡过的杏仁（坚果）与 3 杯水倒入搅拌机中搅拌
1 分钟。

STEP 3
使用坚果露过滤袋或棉布将 STEP 2 中搅拌后的杏仁
（坚果）包起来用力挤压，使奶和残渣分离。

STEP 4
将分离后的奶再次放入搅拌机中放入海盐、龙舌兰糖
浆后进行搅拌。制作完毕的杏仁露（坚果露）可在冰
箱冷藏 3 天。

TIPS

- 杏仁等坚果准备生的即可，需要提前放入
  水中浸泡。
- 如果想要口感更加浓郁，可将杏仁与水的
  比例变成 1:2。
- 可用枫糖浆 1 大匙或 2 颗椰枣代替龙舌兰
  糖浆。
- 想要味道更好，饮用前可在里面放 1 大匙
  椰子水，2 小匙肉桂粉，可以去除杏仁的
  味道。
- 可以去超市或网上商城购买瓶装的杏仁露。
  为了使味道更甜，里边可能添加了白糖，
  因此购买时，需要仔细查看说明。
- 剩余的残渣可用作身体磨砂膏，用来去除
  角质。

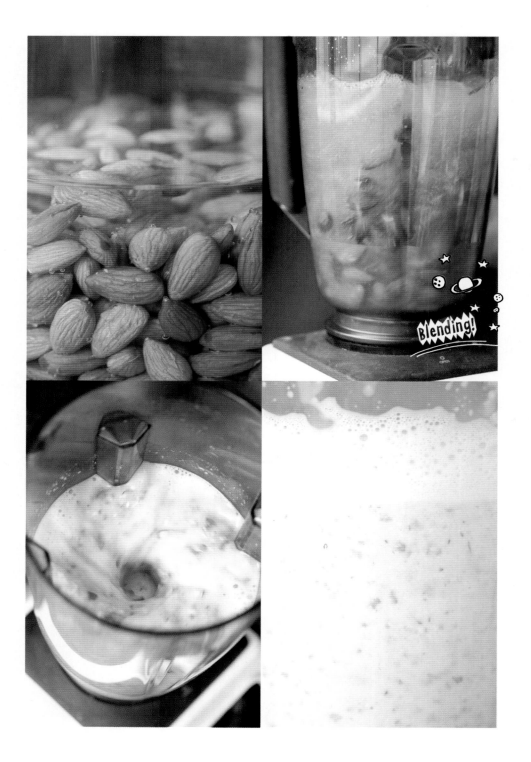

Blending!

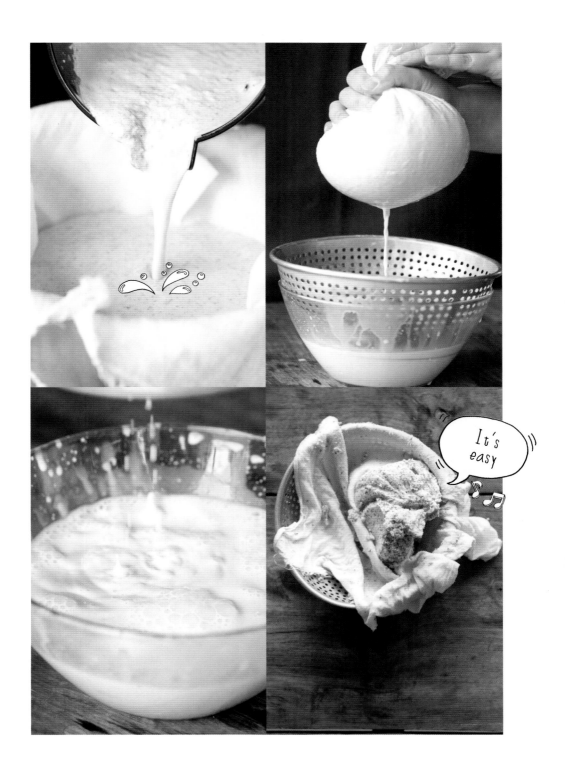

It's easy

135

STRAWBERRY ALMOND MILK Smoothie

草莓的承诺

想要迅速看到排毒效果，
在轻断食期间，应该尽量避开香蕉等甜类水果。
如果想满足心理需求或运动量过大时，
可以选择水果奶昔，既能享受美味，也不会降低排毒效果。
在美国排毒中心期间，我每天只喝蔬果汁。
有一天餐桌上出现了水果奶昔，让我惊喜不已，
它就像是排毒到一半鼓励我继续前进的礼物。

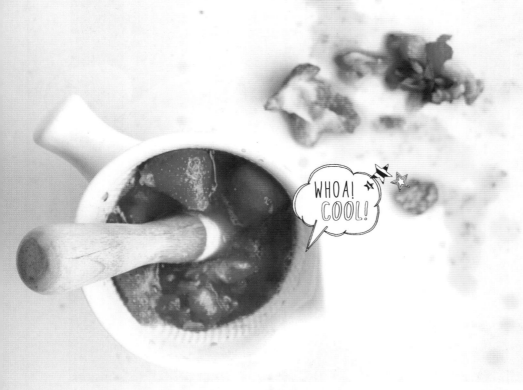

WHOA!
COOL!

RECIPE

I LARGE GLASS

杏仁 — 1 杯（200ml）
水 — 3 杯（600ml）
草莓 — 2 杯（400ml）

HOW TO MAKE

STEP 1
杏仁（坚果）中倒入两倍的水浸泡，24 小时后将水倒掉。

STEP 2
将浸泡过的杏仁（坚果）与 3 杯水倒入搅拌机中搅拌 1 分钟。

STEP 3
使用坚果露过滤袋或棉布将 STEP 2 中搅拌后的杏仁（坚果）包起来用力挤压，使奶和残渣分离。

STEP 4
草莓洗干净后，摘去叶蒂。

STEP 5
杏仁露和草莓放入搅拌机中搅拌。

TIPS

· 轻断食期间饮用杏仁露时，里边不要添加龙舌兰糖浆或椰子汁。如果不是轻断食期间，里边可以放 1 大匙龙舌兰糖浆或枫糖浆。
· 要去除生杏仁的味道，可以放一些肉桂粉。
· 可以使用冷冻草莓。

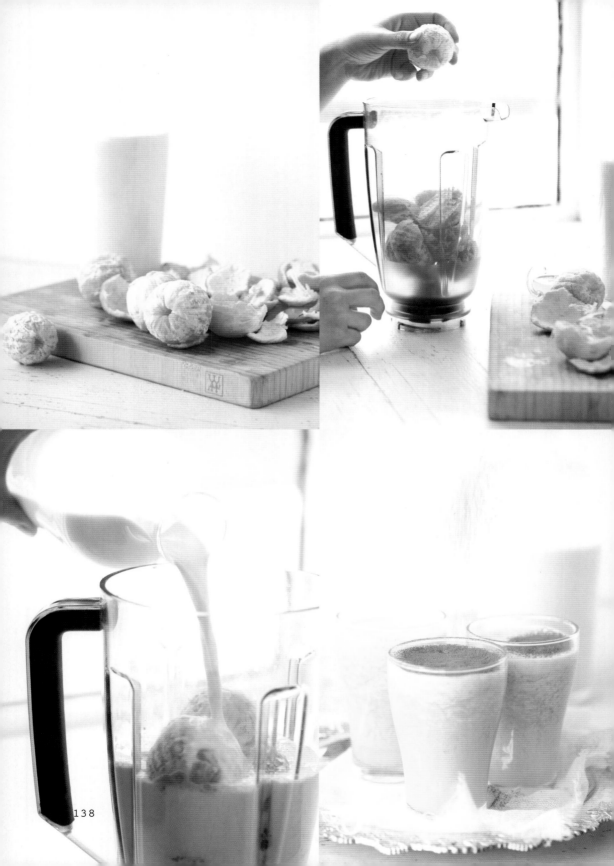

ORANGE

YEAH!

ALMOND MILK
Smoothie

优雅的橙子小姐

在杏仁露中加入橙子能使味道和颜色更加诱人。
富含膳食纤维的橙子能够防止便秘，
吃完后给人以饱腹感。
另外富含维生素 C 的橙子与肉桂粉、
蜂蜜的结合能够预防感冒。

RECIPE

I LARGE GLASS

纯杏仁露或坚果露 — 2 杯（400ml）
橙子 — 1 个
肉桂粉 — 1 小匙（5ml）
蜂蜜 — 1 小匙（5ml）

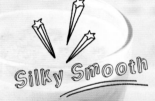

Silky Smooth

HOW TO MAKE

STEP I

橙子去皮。

STEP 2

杏仁露和其余食材一起放入搅拌机搅拌。

TIPS

有感冒征兆时，放入些许生姜或生姜汁一起搅拌。

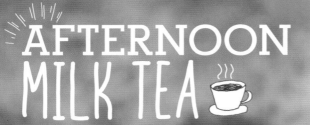

AFTERNOON MILK TEA

午后奶茶

轻断食开始后，
我开始少喝咖啡，增加了喝茶的次数。
制作奶茶时，可以用杏仁露代替牛奶。
为防止营养遭到破坏，需要用冷水泡茶，
虽然时间因此变得更长，
但可以享受到色泽与口味相较于一般奶茶完全不同的杏仁奶茶。

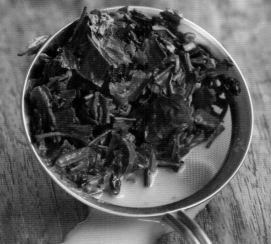

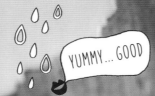

YUMMY...GOOD

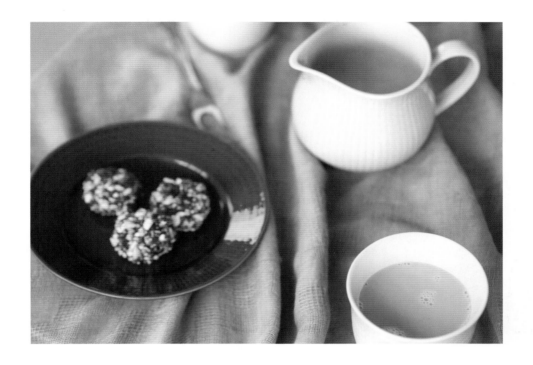

RECIPE

I LARGE GLASS
纯杏仁露或坚果露 —— 2 杯（400ml）
红茶茶叶 —— 2 杯分量
香荚兰豆 —— 少许

HOW TO MAKE

将红茶茶叶放入杏仁露中，放入冰箱冷藏 8 小时左右。

TIPS

- 可用茶包替代茶叶。
- 如果准备了有香荚兰香的红茶，可以不用添加香荚兰豆。可用 1 小匙香荚兰香精代替香荚兰豆。
- 可以根据自己的喜好添加蜂蜜。

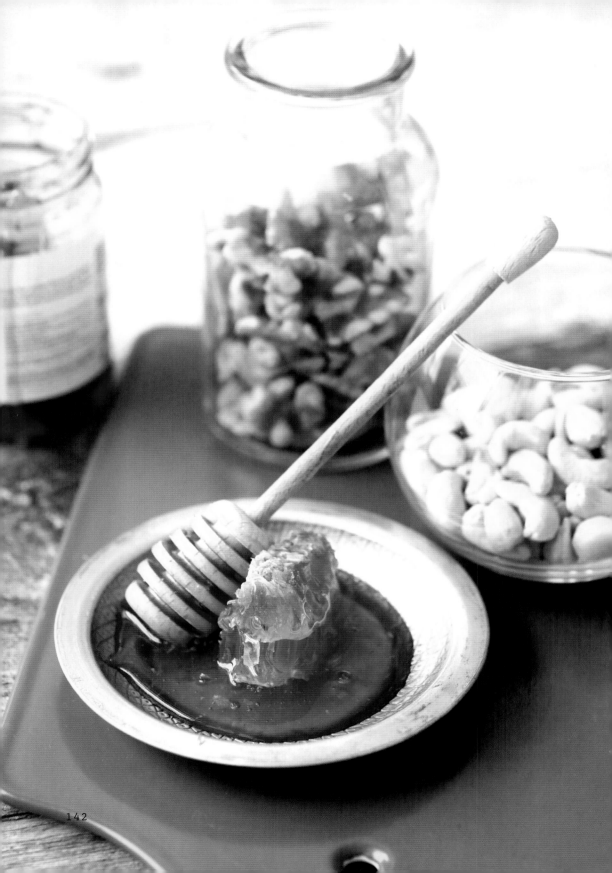

NUTTY ALMOND MILK

坚果露的优雅变身

想要杏仁露味道更加浓郁，
可放入核桃、澳洲坚果、腰果等坚果。
特别是放入含有不饱和脂肪酸的澳洲坚果、腰果等，
会使营养更加丰富，
从中摄取的适量不饱和脂肪酸能降低体内胆固醇含量。
另外，坚果中富含欧米茄-3（Omega-3），能有效缓解眼部疲劳。

RECIPE

1 LARGE GLASS
纯杏仁露或坚果露 — 2 杯（400ml）
澳洲坚果或腰果 — 1/4 杯（50ml）
核桃 — 1/4 杯（50ml）
蜂蜜 — 1 大匙（15ml）

HOW TO MAKE

STEP 1
将澳洲坚果与核桃提前在水中浸泡。

STEP 2
将杏仁露和其他食材一起放入搅拌机中搅拌。

TIPS

- 坚果卡路里含量较高，每天吃一把即可。
- 如果喜欢咀嚼，可以缩短食材放入搅拌机中搅拌的时间。

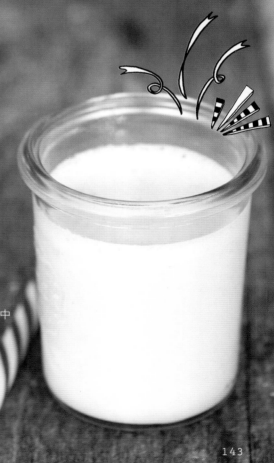

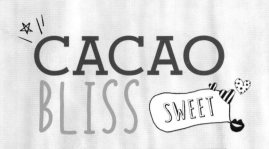

CACAO
BLISS SWEET

回味巧克力苦中带甜的味道就已经觉得非常幸福。
虽然知道巧克力会增肥，
但也难以找到能够替代巧克力的食物。
既然这样，就用巧克力的原料可可粉制作奶昔吧。

RECIPE

1 LARGE GLASS

纯杏仁露或坚果露 —— 2 杯（400ml）
椰枣 —— 5 颗
可可粉 —— 3 大匙（45ml）
蜂蜜 —— 1 大匙（15ml）
香荚兰香精 —— 1 小匙（5ml）

HOW TO MAKE

将杏仁露和其他食材一同放入搅拌机中搅拌。

TIPS

如果想让巧克力的味道更加浓郁，可以多加些可
可粉。但纯可可粉会发苦，所以使巧克力味浓郁
的同时，苦味也会更加明显。喜欢甜味的话，可
以根据自己喜好加入糖浆或椰枣。

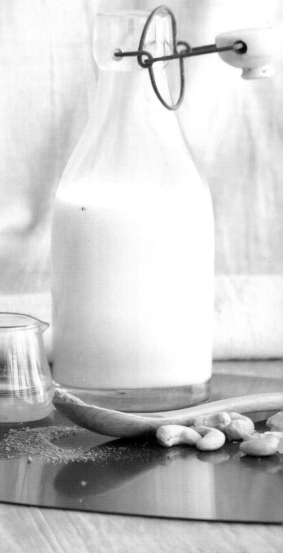

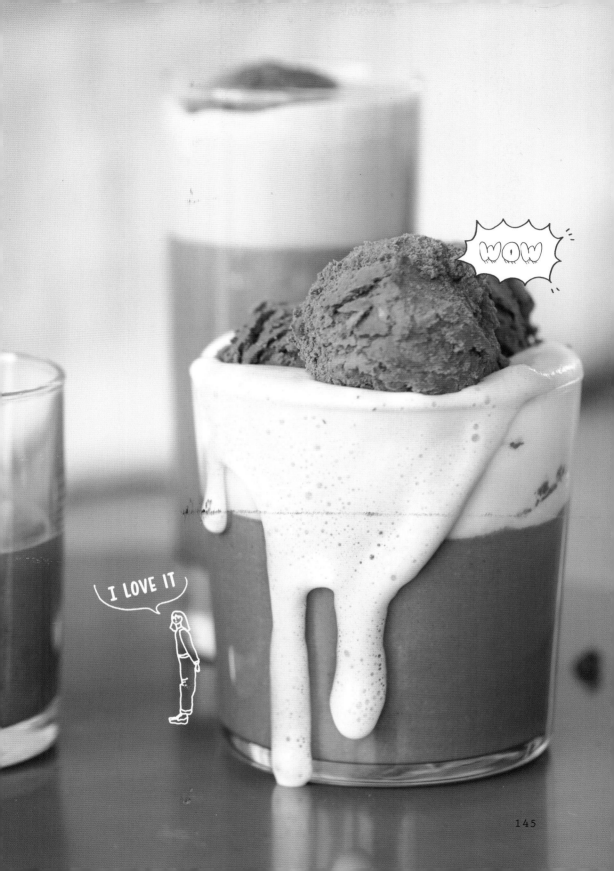

BERRY
Good! BERRY
Sentimental

多愁善感的浆果

草莓、蓝莓与甜菜的相遇演绎出浪漫的粉红魅力，
粉色的奥秘就是甜菜！
由于富含铁元素，所以甜菜的颜色为红色。
甜菜能够预防贫血，改善肝脏功能，缓解便秘。
酸甜可口的草莓、蓝莓富含维生素 C 和多酚。
所以这款奶昔能让人越喝越年轻，越喝越漂亮！

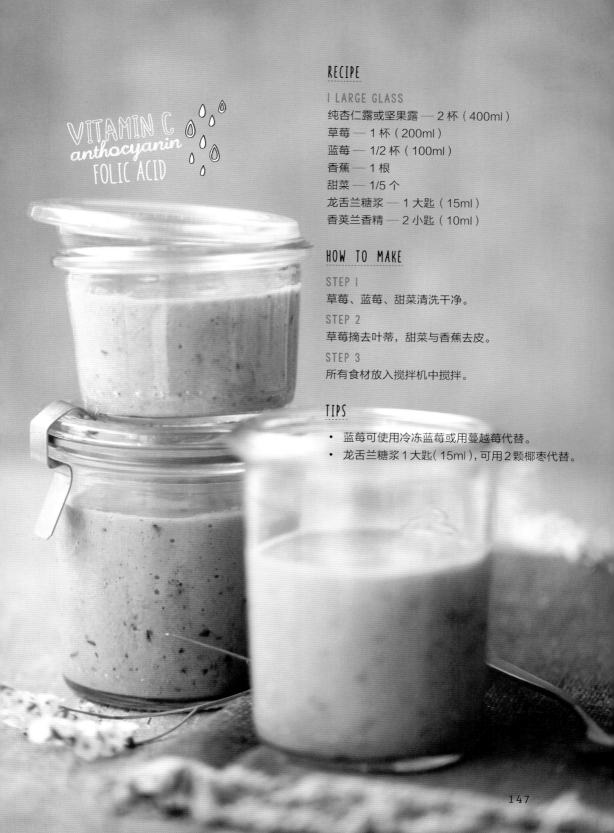

VITAMIN C
anthocyanin
FOLIC ACID

RECIPE

I LARGE GLASS

纯杏仁露或坚果露 ── 2 杯（400ml）
草莓 ── 1 杯（200ml）
蓝莓 ── 1/2 杯（100ml）
香蕉 ── 1 根
甜菜 ── 1/5 个
龙舌兰糖浆 ── 1 大匙（15ml）
香荚兰香精 ── 2 小匙（10ml）

HOW TO MAKE

STEP I
草莓、蓝莓、甜菜清洗干净。

STEP 2
草莓摘去叶蒂，甜菜与香蕉去皮。

STEP 3
所有食材放入搅拌机中搅拌。

TIPS

- 蓝莓可使用冷冻蓝莓或用蔓越莓代替。
- 龙舌兰糖浆 1 大匙（15ml），可用 2 颗椰枣代替。

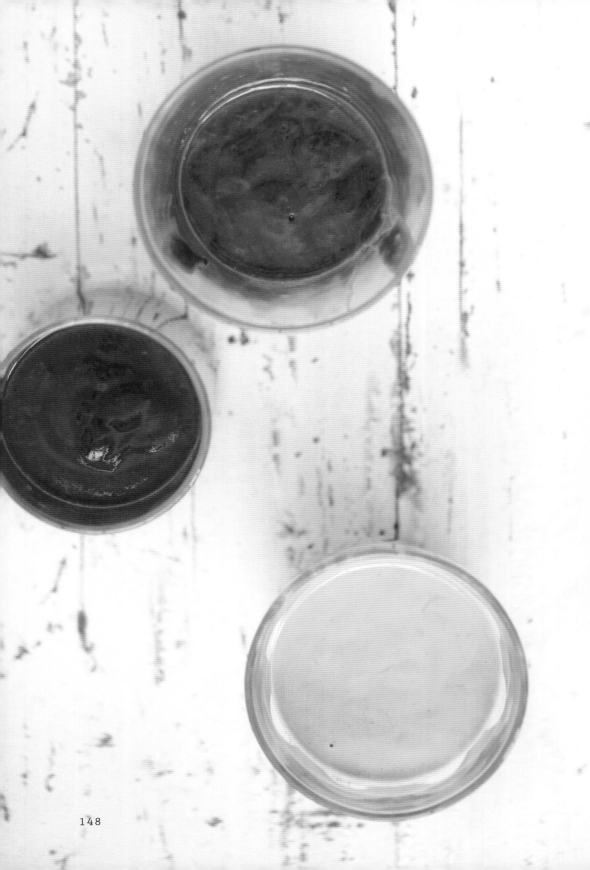

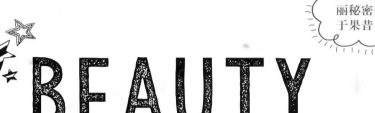

真正的美丽秘密在于果昔！

BEAUTY SMOOTHIE

　　许多人对不需要昂贵化妆品、由内而外焕发的内在美（inner beauty）很感兴趣。在轻断食疗程结束后，如果能够一直保持健康的饮食习惯，那么排毒的效果也将会持续下去。尤其是每天用蔬菜水果制作的果昔替代一顿正餐，不仅能够为身体补充充足的营养，蔬果中的纤维素还能有效缓解便秘。最近有新闻报道，好莱坞的知名女星纷纷青睐在果昔中添加各种超级食物粉、超级种子类粉末等，以维持健康美。

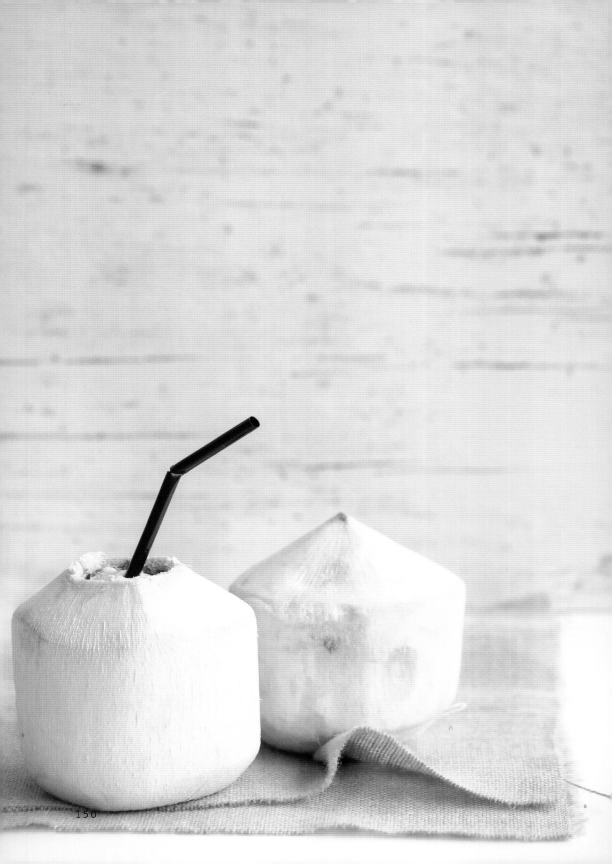

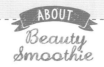

1 美丽果昔的功效

- 富含膳食纤维，能够预防便秘，帮助身体排出废物。
- 水果的味道与蔬菜的味道中和，不喜欢蔬菜的人也可以尽情享用。另外，饱腹感持续时间较长，有助于提高减肥效果。
- 富含天然营养成分，各种超级食物粉的添加能增强抗氧化的效果。

2 制作美丽果昔

　　水果、蔬菜、液体类（椰子汁或杏仁露）等是基础食材。喜欢甜食可放入椰枣、蜂蜜、糖浆等，加入牛油果会更加美味。运动前放入一些椰汁会使饱腹感持续时间更长。水果可提前处理好后，按照一次的分量放入冰箱冷冻，制作前拿出。

液体类	水，椰子汁，杏仁露
水果	香蕉，菠萝，草莓，蓝莓，芒果，火龙果，桃子，李子，橙子，柠檬，牛油果
蔬菜	羽衣甘蓝，菠菜，黄瓜，芹菜，卷心菜，生菜，胡萝卜，甜菜
配料	奇亚籽，亚麻籽，大麻籽，杏仁，腰果，核桃，枸杞，可可豆
粉末类	阿萨伊浆果粉，瓜拿纳粉，番茄枝粉，螺旋藻粉，叶绿素（小麦草粉，大麦草粉），椰子粉
其他材料	蜂蜜，龙舌兰糖浆，椰枣，柿饼，肉桂粉，香英兰豆，香英兰豆香精，椰子油

3 提高果昔味道与营养的椰子汁

搅拌水果蔬菜时需要注入液体，与牛奶、纯净水相比，椰子汁更加营养健康。椰子汁富含钙、镁和矿物质，是天然的电解质饮料，备受杰西卡·阿尔芭等明星的喜爱。它的成分与人体水分相似，能快速被人体吸收，具有清凉解渴的效果。另外，椰子汁中富含具有抗菌、抗病毒作用的月桂酸（Lauric Acid），能够提高人体免疫力。饮用纯天然无糖分添加的椰子汁，有助于达到减肥的目的。

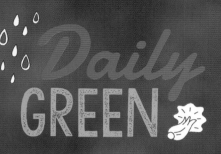

Daily GREEN

每日之绿

每日之绿这款果昔，
我参照了美国好莱坞女星杰西卡·阿尔芭
在其博客上公开的食谱。
具有排毒效果的羽衣甘蓝和菠菜，
富含维生素 C 的草莓，具有抗氧化作用的树莓，
包含了这几种蔬果的这款果昔会让你越喝越美！

RECIPE

1 LARGE GLASS

羽衣甘蓝 — 1 杯（200ml）
菠菜 — 1 杯（200ml）
草莓 — 1 杯（200ml）
树莓 — 1/2 杯（100ml）
杏仁露 — 2 杯（400ml）
蜂蜜 — 1 小匙（5ml）

HOW TO MAKE

STEP 1

将蔬菜水果清洗干净。

STEP 2

将所有食材放入搅拌机中搅拌。

TIPS

- 没有杏仁露可放入 1 根香蕉和
  一些水搅拌。
- 没有新鲜的树莓，可用冷冻树
  莓代替，或者多添加一些草莓。
- 羽衣甘蓝没有种类限制。

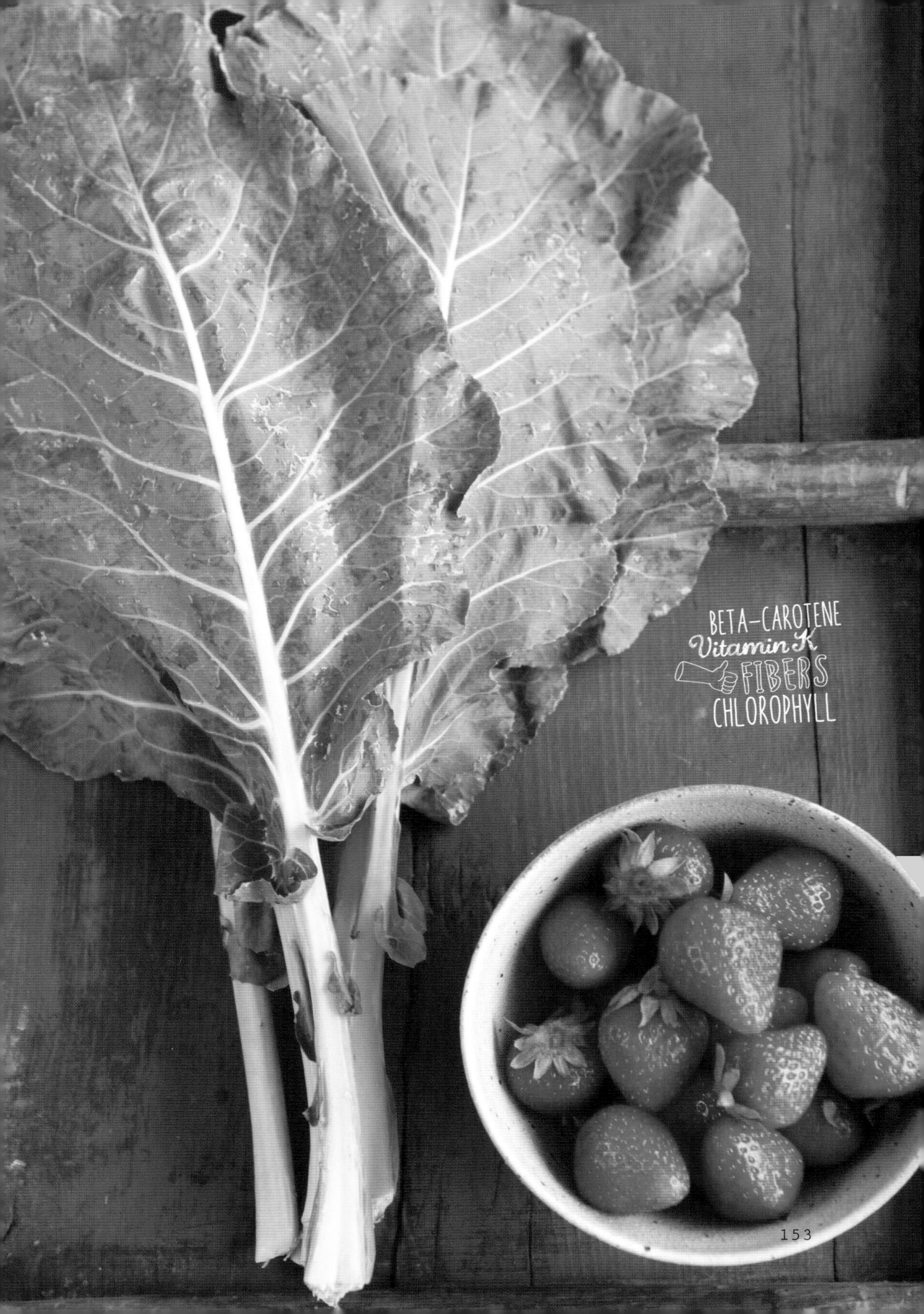

BETA-CAROTENE

Vitamin K

👍 FIBERS

CHLOROPHYLL

153

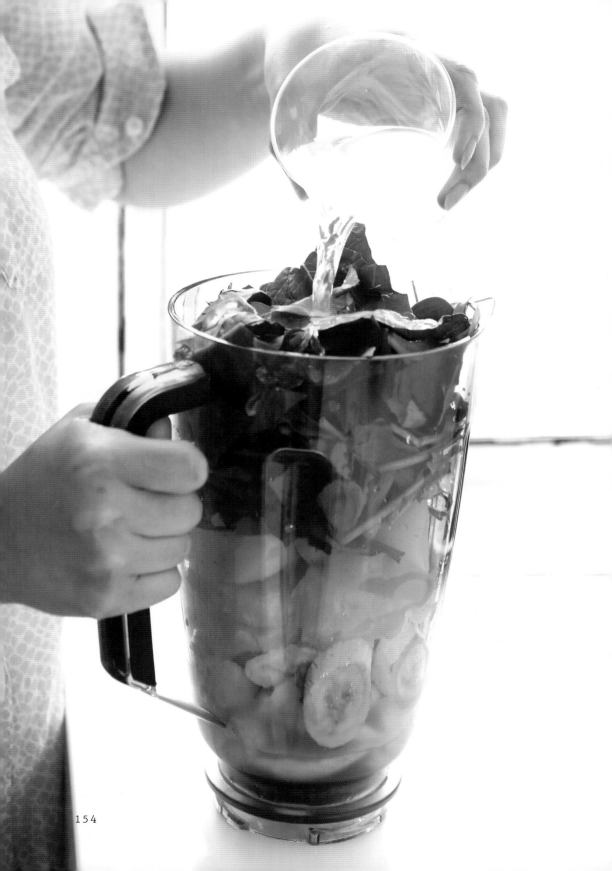

Bikini
SMOOTHIE

比基尼果昔

桃子和李子都是碱性食物，
能够缓解疲劳、美白肌肤、改善便秘，
是夏季女性必吃的水果之一。
再加上椰子片，让人仿佛置身海边。
这款果昔排毒效果明显，
夏季休假前最适合饮用此果昔以维持曲线身材。

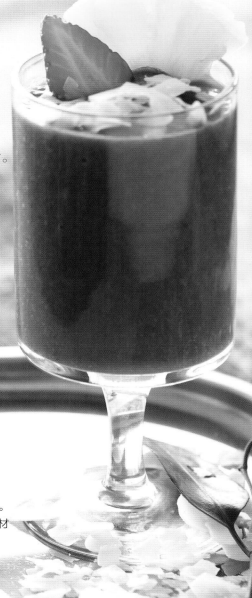

RECIPE

I LARGE GLASS
菠菜 — 2 杯（400ml）
桃子 — 1 个
李子 — 2 个
香蕉 — 1 根
水或椰子汁 — 2 杯（400ml）
椰子片 — 1/2 杯（50ml）

HOW TO MAKE

STEP I
将蔬菜水果清洗干净。

STEP 2
桃子去皮去核，李子去核，香蕉去皮。

TIPS

- 桃子可在上市时多购买些，去皮去核后放入冰箱冷冻。
- 椰子片可作为配料点缀在果昔上面，或者同其他食材
  一起放入搅拌机中搅拌。
- 菠菜可用羽衣甘蓝等其他绿色蔬菜代替。
- 可用杏仁露代替椰子汁。

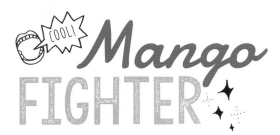

Mango FIGHTER

COOL!

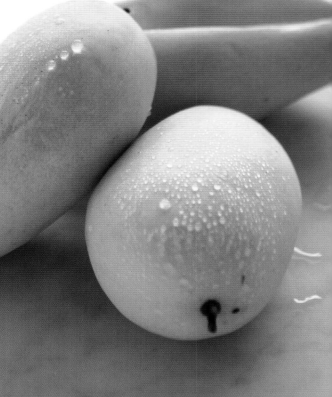

芒果战士

现在芒果已经成为一种常见的水果，
价格也不贵。
芒果比香蕉的味道要重，可以遮住蔬菜的味道，
是制作果昔的常用水果。
还没适应绿色果昔的人可以先试试这一款果昔。

RECIPE

I LARGE GLASS
芒果 — 2 个
菠萝 — 1 杯（200ml）
青柠 — 1/2 个
羽衣甘蓝 — 2 杯（400ml）
薄荷 — 少许
水或椰子汁 — 2 杯（400ml）

HOW TO MAKE

STEP I
将蔬菜水果清洗干净。

STEP 2
芒果去皮去核，只保留果肉。菠萝、青柠去皮。

STEP 3
将所有食材放入搅拌机中搅拌。

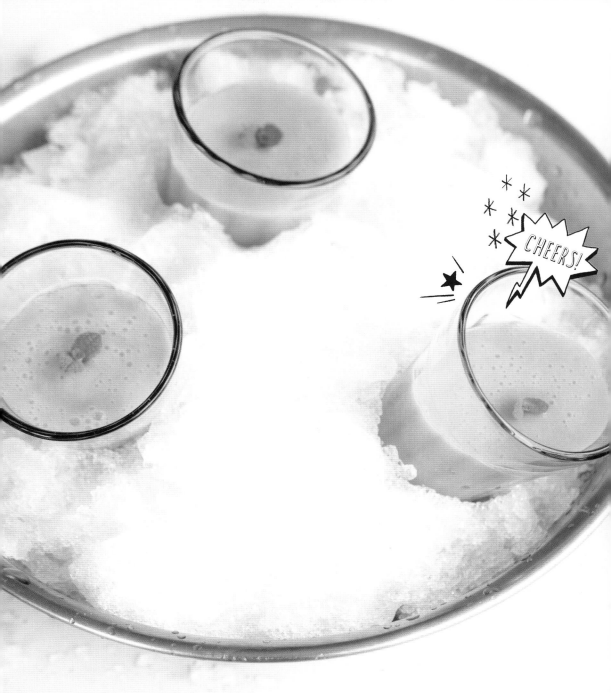

CHEERS!

TIPS

- 放入一些香菜，演绎出异国风情。
- 也可以放入 1 根青辣椒，变成 1 杯微辣的果昔。
- 可以用杏仁露代替椰子汁。

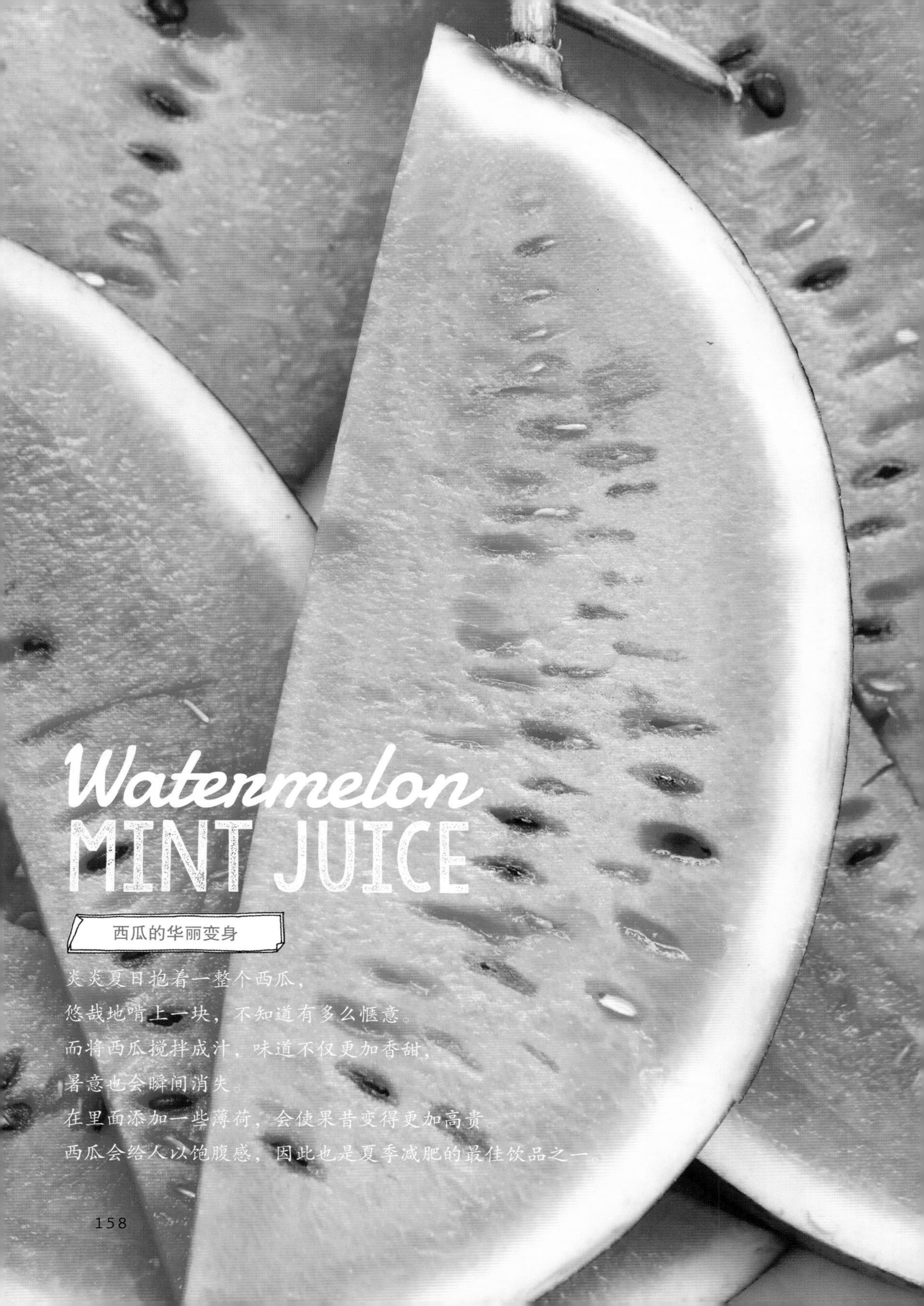

Watermelon
MINT JUICE

西瓜的华丽变身

炎炎夏日抱着一整个西瓜，
悠哉地啃上一块，不知道有多么惬意
而将西瓜搅拌成汁，味道不仅更加香甜，
暑意也会瞬间消失
在里面添加一些薄荷，会使果昔变得更加高贵
西瓜会给人以饱腹感，因此也是夏季减肥的最佳饮品之一

RECIPE

I LARGE GLASS

西瓜 — 4 杯（800ml）
薄荷 — 1/2 杯（50ml）

HOW TO MAKE

STEP I

西瓜带内皮一起切成适当大小。

STEP 2

将食材放入搅拌机中搅拌。

TIPS

- 西瓜提前放入冰箱冷藏再进行搅拌，
  会使口感更加冰爽。
- 西瓜内皮虽然不够甜，但连皮一起
  吃可有效预防水肿。

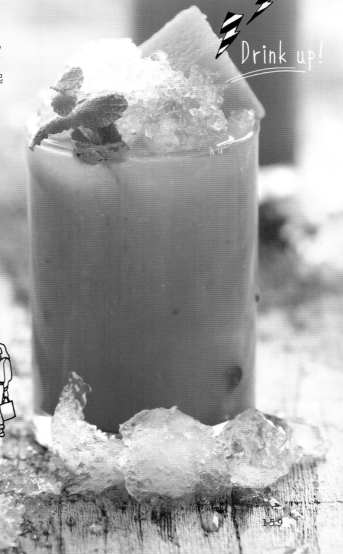

Drink up!

ENJOY!

Miranda's
BEAUTY SECRET

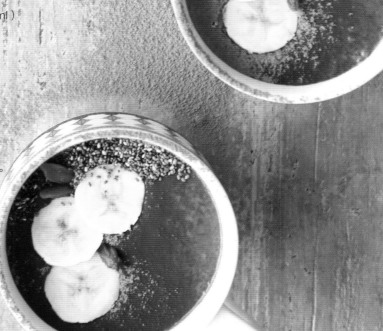

米兰达·可儿的美丽秘诀

排毒功效毫不逊色于绿色果昔，
备受女明星喜爱的一款果昔就是超级食物果昔。
世界名模米兰达·可儿提到过，
她平时喜欢将阿萨伊浆果、枸杞、螺旋藻等超级食物一起榨成果汁。
这些超级食物营养价值高，饱腹感强，更适合在补食阶段饮用。
这款果昔的抗衰老作用强，推荐想提升肤质的女性饮用。

RECIPE

I LARGE GLASS

香蕉 — 1 根
水或椰子汁 — 1 杯（200ml）
杏仁露 — 1 杯（200ml）
枸杞 — 1 大匙（15ml）
奇亚籽 — 1 大匙（15ml）
可可粉 — 1 大匙（15ml）
阿萨伊浆果粉 — 1 大匙（15ml）
螺旋藻粉 — 1 小匙（5ml）
蜂蜜 — 1 大匙（5ml）

HOW TO MAKE

STEP I
香蕉去皮。

STEP 2
将所有食材放入搅拌机中搅拌。

TIPS

喜欢咀嚼的话，可以将枸杞
作为配料放在果昔上面。

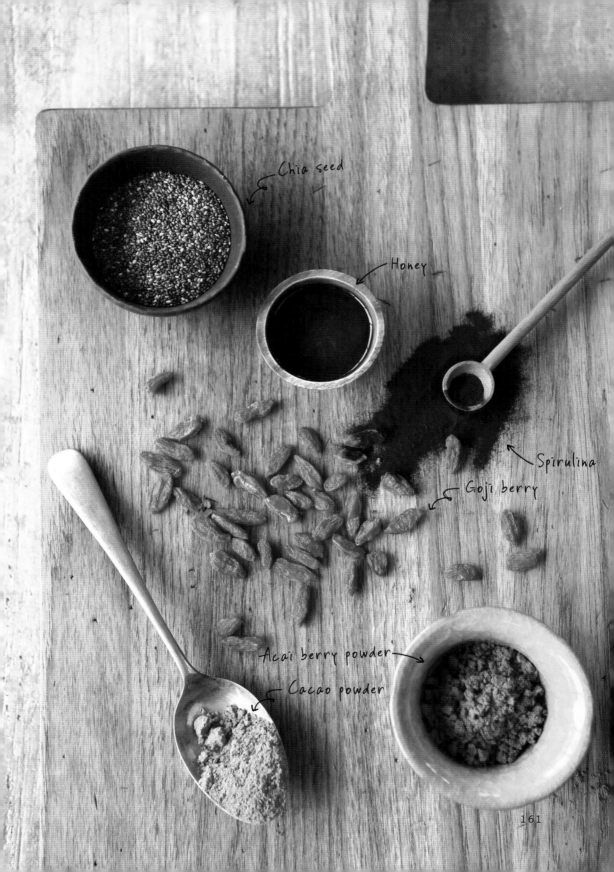

Chia seed

Honey

Spirulina

Goji berry

Acai berry powder

Cacao powder

161

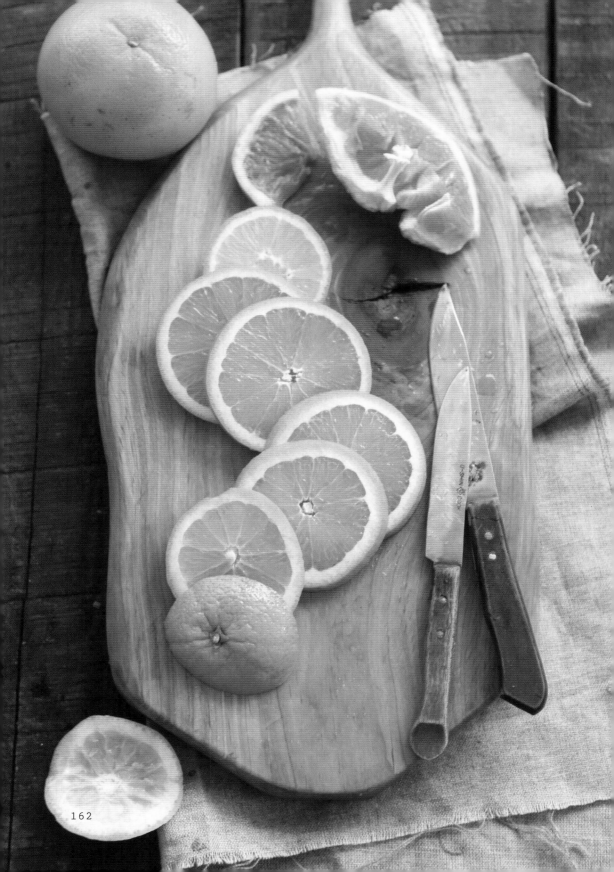

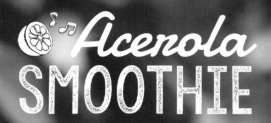

Acerola
SMOOTHIE

金虎尾樱桃的维生素C含量比柠檬高30多倍。
就像接受维生素C针管注射一样，
喝一杯用金虎尾樱桃制作的果昔，
体内的维生素C含量会嗖嗖上涨。

RECIPE

1 LARGE GLASS
橙子 — 1 个
葡萄柚 — 1 个
胡萝卜 — 1/4 个
水或椰子汁 — 2 杯（400ml）
金虎尾樱桃粉 — 1 大匙（15ml）

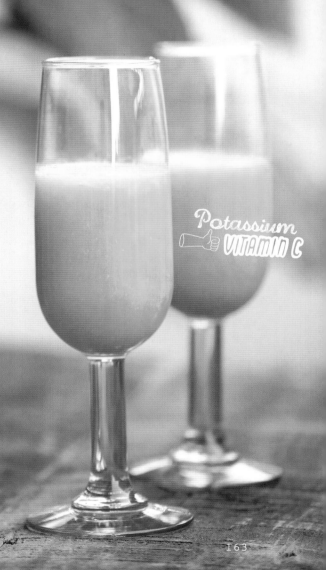

HOW TO MAKE

STEP 1
胡萝卜清洗干净。

STEP 2
橙子、葡萄柚去皮。

STEP 3
将所有食材放入搅拌机中搅拌。

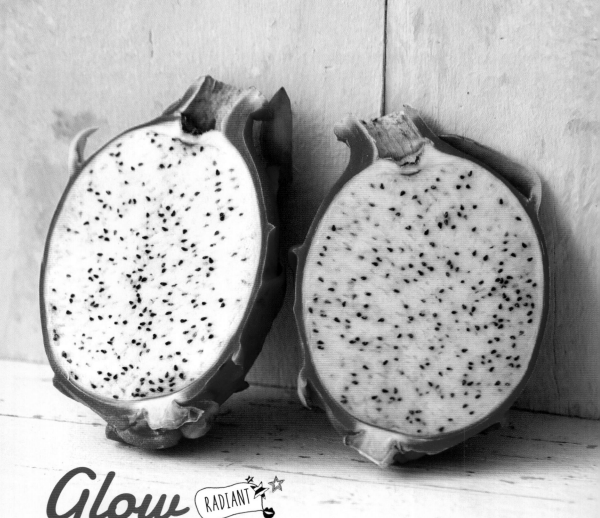

Glow SMOOTHIE

RADIANT

让人变漂亮的珍珠果昔

火龙果味道香甜，果肉柔软。
它的营养价值很高，
能够降低胆固醇，缓解便秘，帮助减肥。
另外，火龙果富含矿物质和抗氧化成分，
能够与重金属离子结合，排出毒素。

RECIPE

I LARGE GLASS

梨 — 1 个
蓝莓 — 1 杯（200ml）
火龙果 — 2 个
水或椰子汁 — 2 杯（400ml）

HOW TO MAKE

STEP I
将梨和蓝莓用水清洗干净。

STEP 2
梨切开去核，火龙果去皮，挖出果肉。

STEP 3
将所有食材放入搅拌机中搅拌。

TIPS

为使果肉咀嚼起来口感更好，不要搅拌太
长时间。

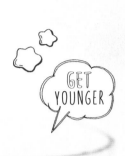

GET
YOUNGER

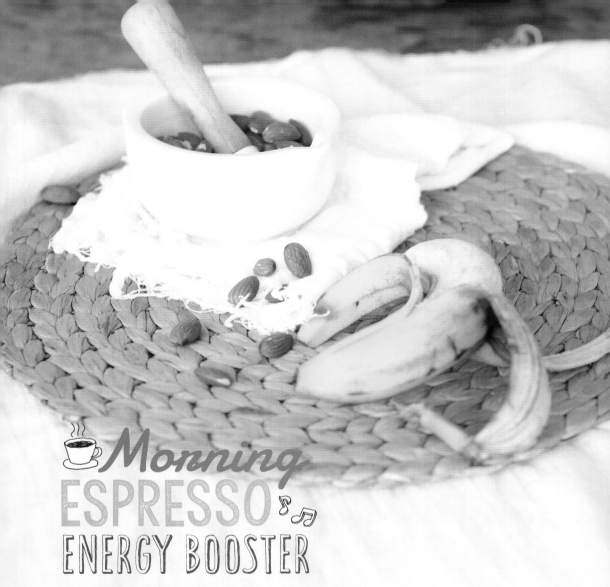

Morning
ESPRESSO ♪♫
ENERGY BOOSTER

早安！能量咖啡

瓜拿纳是亚马逊流域的珍稀水果，

它能促进大脑和肌肉生长，缓解疲劳，

是天然能量食品。

特别是它含有丰富的咖啡因，

咖啡因含量是咖啡豆的两倍之多，具有醒脑提神的功效。

众所周知，巴西的足球运动员上场之前经常喝瓜拿纳饮料。

这款果昔可在运动前饮用，也可以在想要提高集中力时饮用。

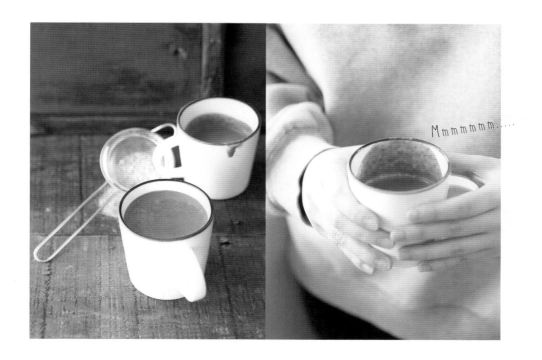

Mmmmmmm......

RECIPE

I LARGE GLASS

香蕉 —— 1 根
杏仁 —— 10 颗
椰枣 —— 3 颗
杏仁露 —— 2 杯（400ml）
可可粉 —— 2 大匙（30ml）
瓜拿纳粉 —— 1 大匙（15ml）

HOW TO MAKE

STEP 1
香蕉去皮。

STEP 2
将所有食材放入搅拌机中搅拌。

TIPS

- 瓜拿纳粉和可可粉中都含有咖啡因，对咖啡因比较敏感的人可减少两者的分量。
- 瓜拿纳粉和可可粉味道都比较苦涩，可根据自己的喜好放入糖浆或多加几颗椰枣。

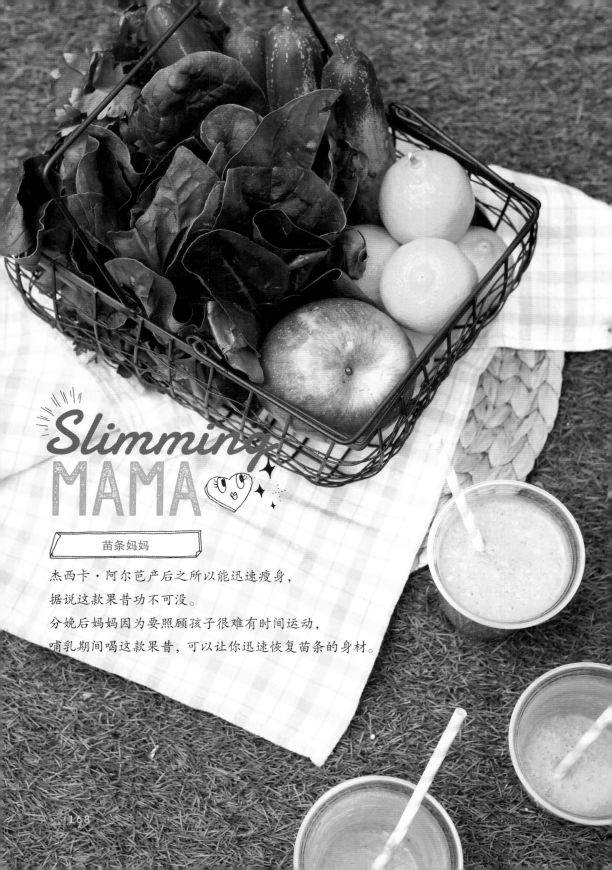

Slimming MAMA

苗条妈妈

杰西卡·阿尔芭产后之所以能迅速瘦身，
据说这款果昔功不可没。
分娩后妈妈因为要照顾孩子很难有时间运动，
哺乳期间喝这款果昔，可以让你迅速恢复苗条的身材。

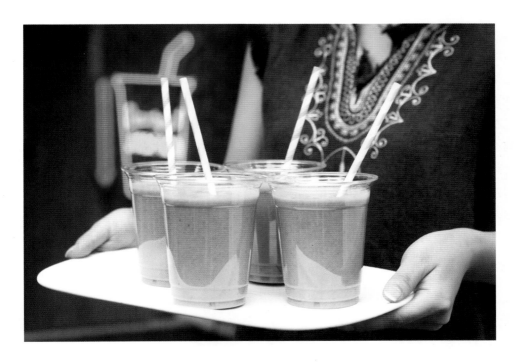

RECIPE

I LARGE GLASS

黄瓜 — 1/2 根

羽衣甘蓝 — 1 杯（200ml）

芹菜 — 1/2 根

西瓜 — 4 杯（800ml）

苹果 — 1 个

生姜 — 少许

柠檬 — 1/2 个

HOW TO MAKE

STEP I

将蔬菜水果清洗干净。

STEP 2

西瓜只留果肉部分，并切成适当大小。苹果切开去核。生姜和柠檬去皮。

STEP 3

将所有食材放入搅拌机中搅拌。

TIPS

· 与其他果昔相比，该款果昔的蔬菜较多。如果不习惯蔬菜的味道，可以多加苹果和西瓜。

· 柠檬去皮后与其他食材一起放入搅拌机中，或者提前榨汁后放入。

· 没有西瓜，可放入 1~2 杯椰子汁。

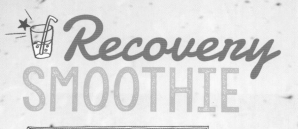

Recovery SMOOTHIE

運動后的，恢复能量果昔

运动时，代谢过程会产生乳酸，
乳酸会导致体内活性氧的生成。
因此，可以多吃些具有抗氧化效果的蔬菜水果。
另外，多摄取含蛋白质和单糖的食物，有助于缓解疲劳。
因此运动后，
推荐大家喝一杯用抗氧化蔬菜水果和含有植物蛋白蔬果的此果昔。
果昔中的奇亚籽和亚麻籽含有植物蛋白，
能够提高运动效果，增强饱腹感。

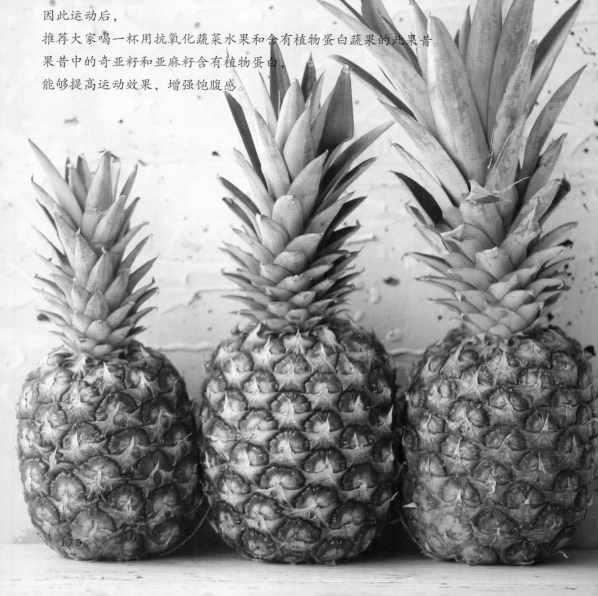

RECIPE

I LARGE GLASS

菠萝 —— 2~3cm

猕猴桃 —— 3 个

奇亚籽 —— 1 大匙（15ml）

亚麻籽 —— 1 大匙（15ml）

水或椰子汁 —— 2 杯（400ml）

HOW TO MAKE

STEP I

菠萝和猕猴桃去皮。

STEP 2

所有食材放入搅拌机中搅拌。

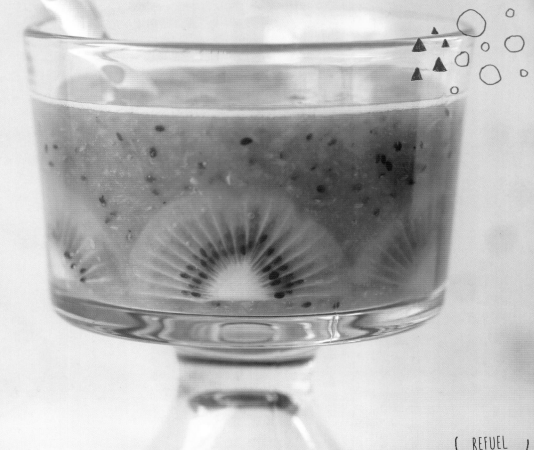

REFUEL DRINK

YEAH! Sprout
SMOOTHIE

早起后感到头脑不清醒？
向富含叶绿素的嫩芽粉求助吧。
你可以感受到全身细胞的苏醒和身轻如燕的感觉。

RECIPE

1 LARGE GLASS
羽衣甘蓝 — 1 杯（200ml）
香蕉 — 1 根
杏仁露 — 2 杯（400ml）
蜂蜜 — 2 大匙（30ml）
螺旋藻粉 — 1 小匙（5ml）
小麦草粉或大麦草粉 — 2 小匙（10ml）

HOW TO MAKE

STEP 1
羽衣甘蓝清洗干净。

STEP 2
香蕉去皮。

STEP 3
将所有食材放入搅拌机中搅拌。

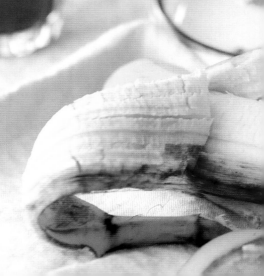

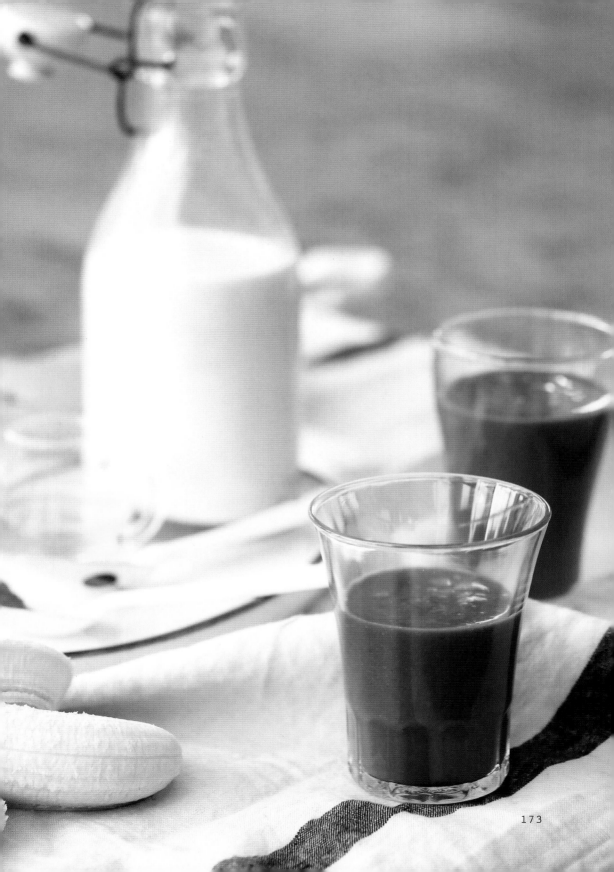

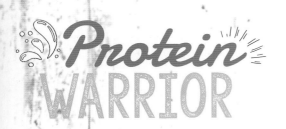

Protein WARRIOR

蛋白质勇士

最近富含必需氨基酸、不饱和脂肪酸、维生素 E 等
营养元素的超级种子备受大家关注。
特别是奇亚籽、罗勒籽、大麻籽等富含镁、钙等微量元素，
能够为身体补充蛋白质，是非常健康的超级食物。
制作果昔时，种子类食物不仅能均衡体内营养，
并且吃起来十分美味。
由各种种子和给予身体饱腹感的食材制作而成的果昔，
是运动后补充能量的最佳选择。

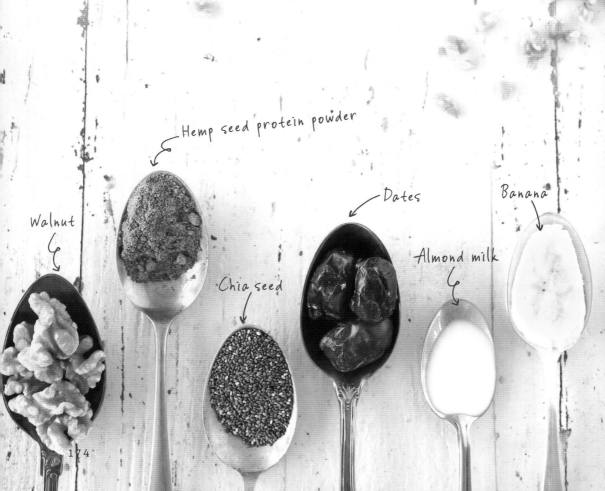

Hemp seed protein powder

Dates

Banana

Walnut

Chia seed

Almond milk

I LARGE GLASS

香蕉 — 1 根

椰枣 — 3 颗

核桃 — 1/4 杯（50ml）

杏仁露或椰子汁 — 2 杯（400ml）

蛋白质粉（大麻籽）— 2 大匙（30ml）

奇亚籽 — 1 大匙（15ml）

HOW TO MAKE

STEP I

香蕉去皮。

STEP 2

所有食材放入搅拌机
中搅拌。

175

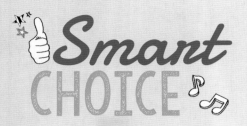

Smart CHOICE

　　将蔬菜水果的颜色原封不动地表现出来，这样的果昔颜值超高并且让人食欲大振。不过将所有食材混杂在一起，最终会演绎出什么颜色完全无法预料。将不同颜色的果蔬层层堆积制作而成的果昔既赏心悦目，营养价值又高。

　　制作果昔时，可以充分利用营养充足的天然食物粉。米兰达·可儿等好莱坞女星所推崇的螺旋藻粉具有改善皱纹、色斑、预防皮肤老化的作用。另外，被誉为"年轻的灵丹妙药"的阿萨伊浆果粉不仅具有美容效果，还能够去除体内毒素。甜菜中富含铁元素，推荐运动后感到身体酸痛的女性多食用。

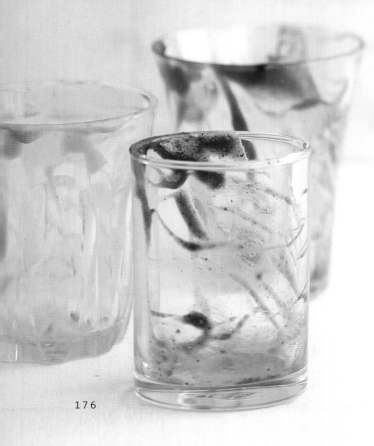

RECIPE

I LARGE GLASS
{ LAYER 1 }
香蕉 — 1/2 根（10ml）
蜂蜜 — 2 小匙（5ml）
螺旋藻 — 1 小匙（5ml）
小麦草粉 — 1 小匙（100ml）
杏仁露 — 1/2 杯

{ LAYER 2 }
樱桃 — 1 杯（200ml）
香蕉 — 1/2 根
阿萨伊浆果粉 — 1 大匙（15ml）

{ LAYER 3 }
甜菜 — 少许
香蕉 — 1/2 根
杏仁露 — 1/2 杯（100ml）

HOW TO MAKE

STEP 1
香蕉去皮，樱桃去核，甜菜去皮并切成适当大小。

STEP 2
将三种果昔食材分别放入搅拌机中搅拌。

STEP 3
注意不要将果昔混在一起，要分别倒入不同的杯中。

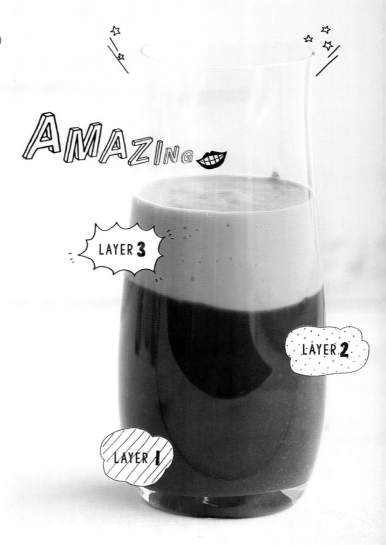

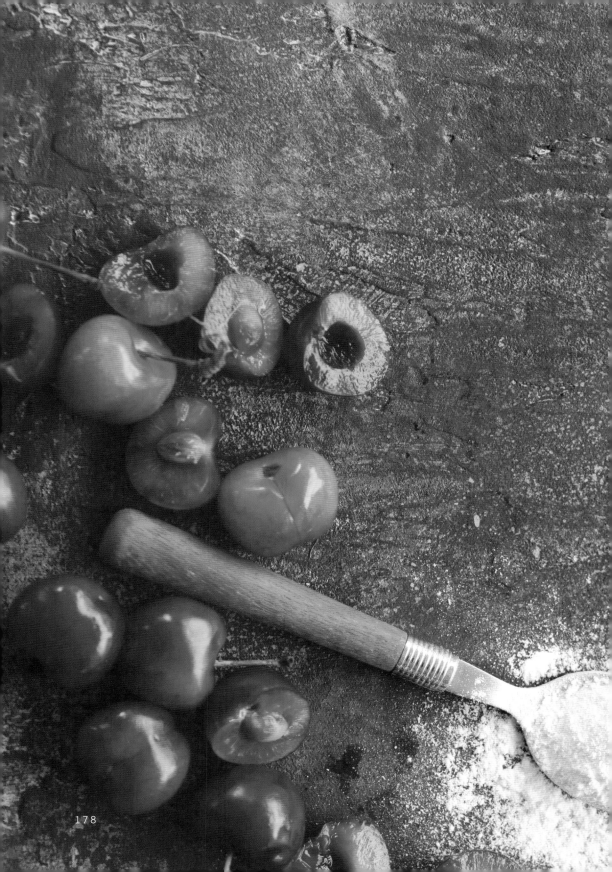

SMOOTHIE BOWLS

用各种配料点缀，享受一杯丰盛的果昔吧！

果昔盛入杯中食用非常方便，但把果昔盛入碗中，点缀不同的配料，像汤一样用勺子舀着吃，也别具风味。特别是食欲非常旺盛的时候，我会做一碗果昔。看到满满一大碗果昔，会有一种满足感，而实际上也会有饱腹感。制作果昔碗时，可以将各种超级食物、抗衰老粉末作为配料，点缀在果昔上面。

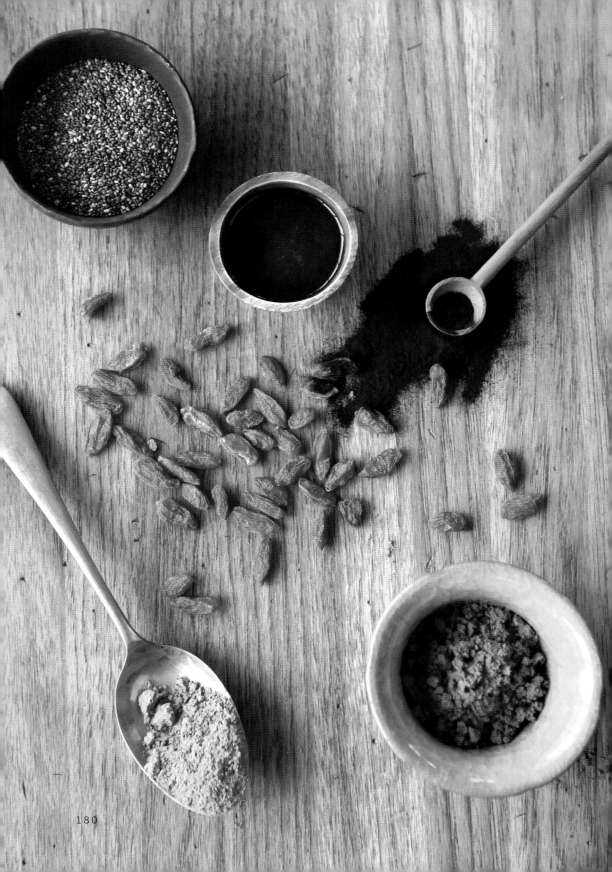

1: 果昔碗的功效

- 在碗里盛满果昔，上面点缀各种水果、坚果，能够给人以饱腹感，可以代餐食用。
- 在轻断食结束后，可以在补食阶段进食，充分享受"咀嚼"的快乐。
- 食用以蔬菜和果实为主要食材的果昔碗，可以一次摄取丰富的维生素、微量元素和抗氧化剂。以各种超级食物作为配料，能够同时摄取到蛋白质和抗氧化成分。

  奇亚籽：富含抗氧化剂、欧米伽 -3 和钙。并且含有蛋白质、膳食纤维，食用会产生饱腹感。每天 1 大匙即可满足身体所需。

  亚麻籽：能够调节雌激素，缓解更年期的症状，也能有效治疗乳腺癌、前列腺癌。含丰富欧米伽 -3，具有降血压、预防心脏疾病的作用。

  枸杞：麦当娜每天都会喝枸杞茶的消息传出后，引发了枸杞热现象。枸杞富含维生素 A、维生素 C 和蛋白质，钙铁含量是菠菜的 15 倍。枸杞中的抗氧化成分能够延缓衰老，预防心血管疾病。

2: 制作果昔碗

- 将喜欢的果昔盛入碗中，配料点缀其中。可以使用羽衣甘蓝、芒果、阿萨伊浆果、甜菜、香蕉等各种食材制作配料。
- 用来制作配料的食材虽然没有限制，但配合果昔的颜色进行搭配会更加赏心悦目。均衡使用水果、种子类、坚果、超级食物粉制作配料，也可将芽苗蔬菜切碎后用作配料。
- 没有搅拌机的情况下，将切好的水果放入杏仁露中，再撒上超级食物粉，用勺子搅拌即可。

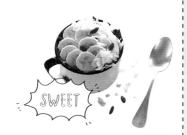

SWEET

Kale
SUPER
Bowl

羽衣甘蓝果昔碗

喝水也会发胖的人可以尽情享用这款果昔。
剧烈运动后，也可以作为补充蛋白质的最佳饮品。
此果昔中羽衣甘蓝、螺旋藻与牛油果、杏仁露的结合顺滑醇香，
令人回味无穷。

RECIPE

I LARGE BOWL
羽衣甘蓝 — 1 把
牛油果 — 1/2 个
香蕉 — 1 根
杏仁牛奶 — 1 杯（200ml）
螺旋藻粉 — 1 小匙（5ml）
点缀用坚果、干果 — 少许

HOW TO MAKE

STEP 1
羽衣甘蓝清洗干净，牛油果切成两半只保留果肉。香蕉去皮。

STEP 2
所有食材放入搅拌机中搅拌，直到果昔变得柔软细腻。

STEP 3
根据自己的喜好将坚果、干果等作为配料点缀在果昔上。

TIPS

添加牛油果口感更加细腻，饱腹感更强。

182

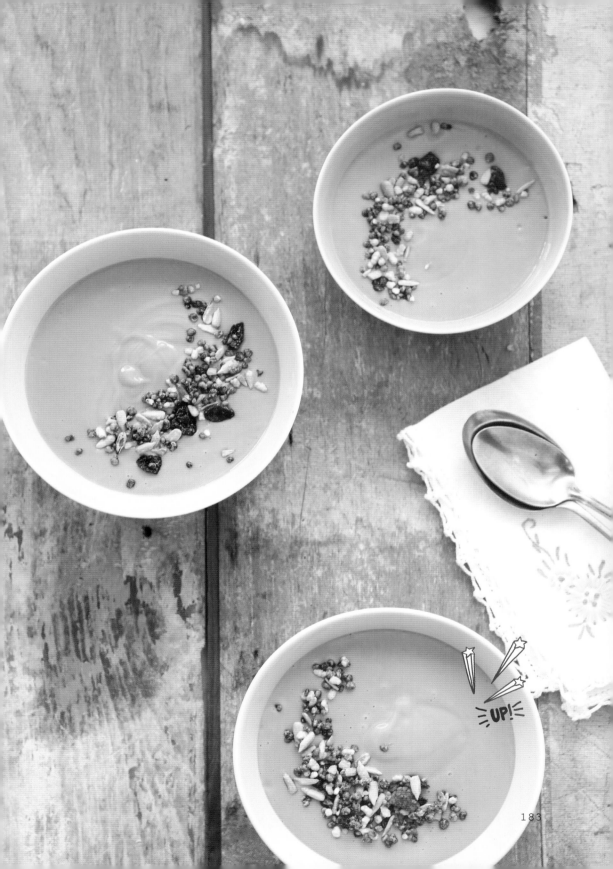

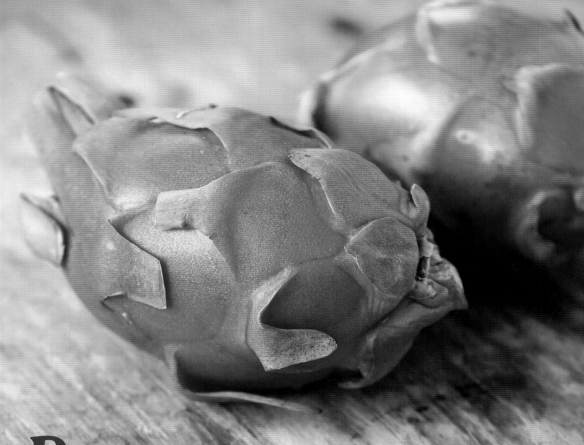

Dragon Bowl YEAH

火龙果果昔碗

火龙果富含钾等微量元素，并且含有抗氧化剂，
能够延缓衰老，促进血液循环。
虽然甜味不如苹果、香蕉，但果肉柔软，
受到许多人的喜爱。
在用甜菜制成的果昔中加入火龙果、猕猴桃、树莓、蓝莓等水果，
即可享用营养丰富，味道可口的果昔碗啦。

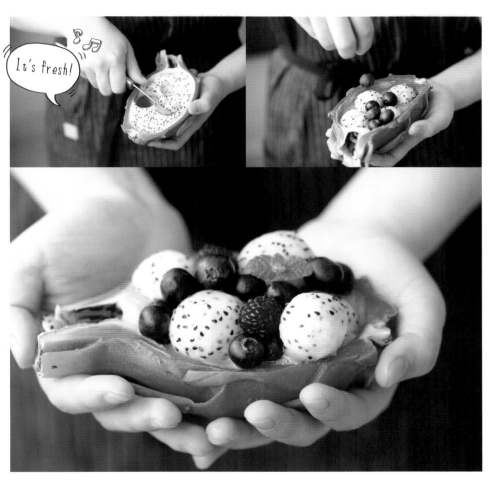

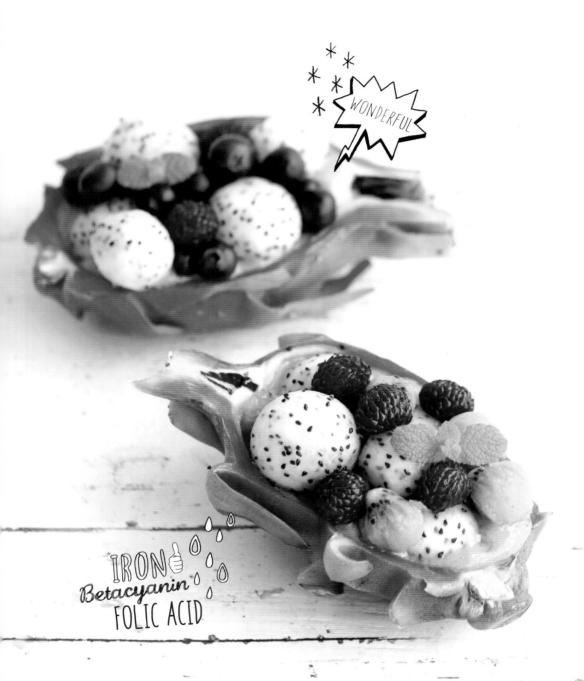

WONDERFUL

IRON
Betacyanin
FOLIC ACID

RECIPE

I LARGE BOWL
香蕉 — 1 根
甜菜 — 1/4 个

{ 配料 }
火龙果 — 1 个
猕猴桃 — 1 个
树莓 — 1/4 杯（50ml）
蓝莓 — 1/4 杯（50ml）
薄荷 — 少许

HOW TO MAKE

STEP I
香蕉和甜菜去皮，放入搅拌机中搅拌。

STEP 2
火龙果对半切开，果肉与果皮分离，用挖球器挖下果肉。猕猴桃去皮，切成适当大小。

STEP 3
将果昔盛到碗中，水果与薄荷作为配料撒在果昔上。

TIPS

甜菜是一种非常健康的蔬菜，能够净化肝细胞，去除脂肪肝。

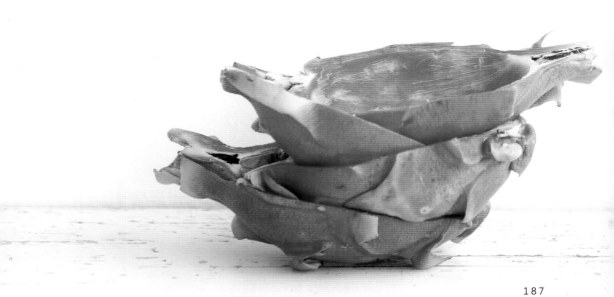

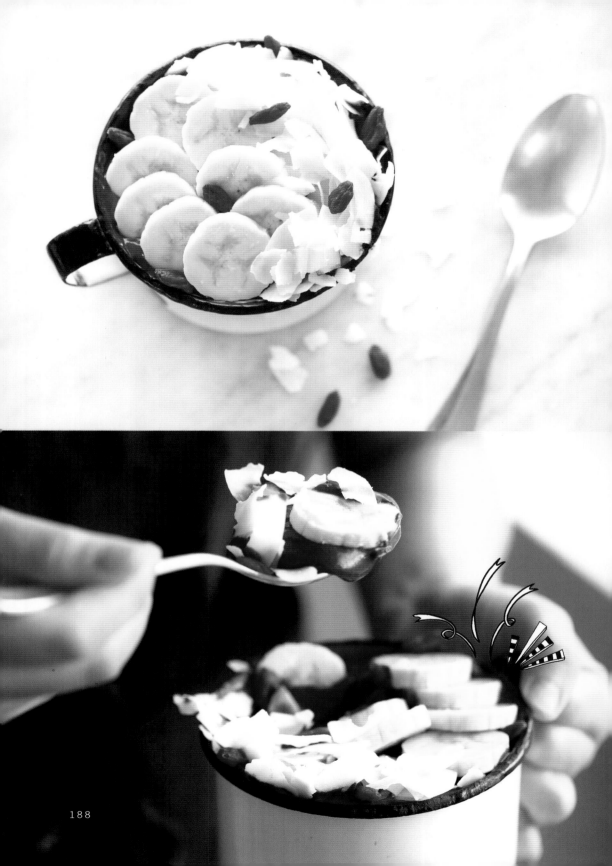

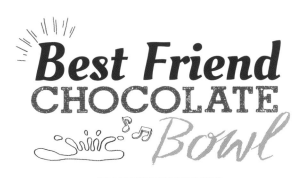

Best Friend CHOCOLATE Bowl

巧克力为你带来喜悦心情

偶尔我们可以享受巧克力带来的愉悦心情。

为身材着想，我们似乎应该戒掉巧克力。

但生巧克力具有抗癌、抗衰老和预防动脉硬化的作用，

它的多酚含量比绿茶要高出许多。

巧克力中的可可碱能促进安多芬的分泌，让人感到愉悦。

制作这款果昔碗时，重点是体现出生巧克力的原汁原味。

RECIPE

I LARGE BOWL

香蕉 — 2 根

杏仁露 — 1 杯（200ml）

阿萨伊果酱或阿萨伊浆果粉 — 1/4 杯（50ml）

可可粉 — 3 大匙（45ml）

蜂蜜 — 3 大匙（45ml）

椰子汁 — 1 小匙（5ml）

配料用香蕉、椰子片、枸杞 — 少许

HOW TO MAKE

STEP 1

香蕉去皮。

STEP 2

所有食材放入搅拌机中搅拌，直到将食材打成泥。果昔盛入碗中，以配料点缀。

TIPS

阿萨伊浆果粉的浓度因阿萨伊浆果含量不同而有差别。购买果酱和果粉时，首先要确认阿萨伊浆果的含量。阿萨伊浆果不是太甜。

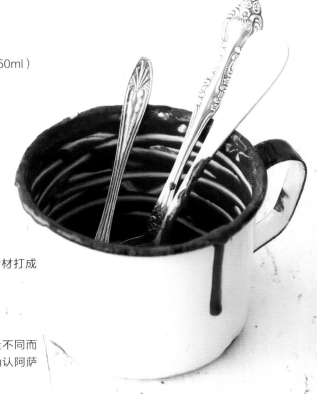

Good morning
PURPLE
inspiration

　　蓝莓、葡萄、茄子等紫色食物富含抗氧化剂，具有延缓衰老、促进血液循环、预防心脑血管疾病的功效。尤其是阿萨伊浆果因其出众的抗氧化功能备受瞩目。如果很难买到新鲜的阿萨伊浆果，我们可以用果酱或果粉来代替鲜果。阿萨伊浆果清新的味道适合制作各种果昔和沙拉。

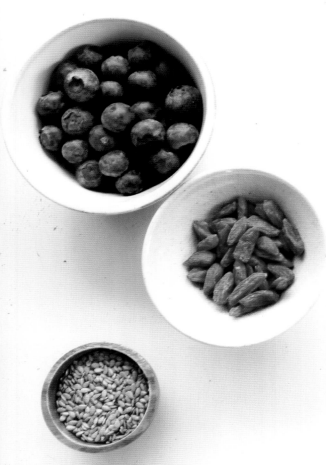

RECIPE

I LARGE BOWL

杏仁露 —— 1 杯（200ml）
香蕉 —— 1 根
阿萨伊浆果粉 —— 1/4 杯（50ml）
配料用枸杞、蓝莓、亚麻籽、椰子片 —— 少许

HOW TO MAKE

STEP I
香蕉去皮。

STEP 2
将所有食材放入搅拌机中搅拌，直到将食材打成泥。果昔盛到碗中，用配料点缀。

TIPS

加入苹果或菠萝，会使果昔变得酸甜可口。

190

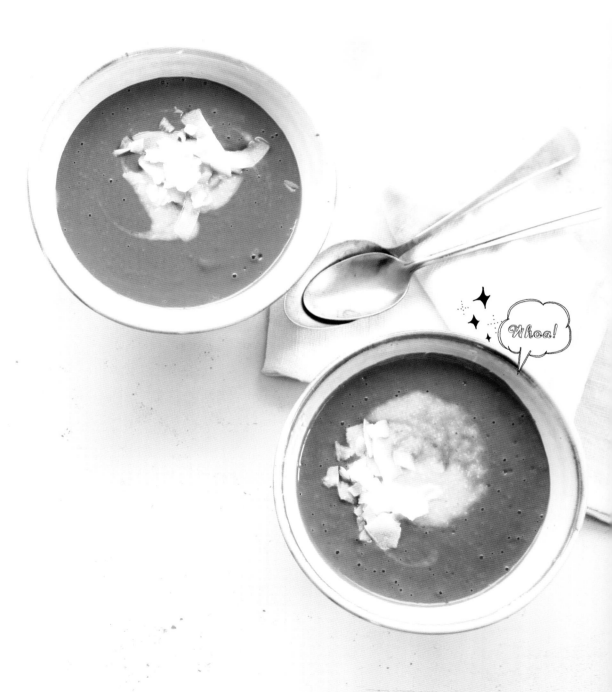

Whoa!

191

Mango ♪♫
CELEBRATION

芒果的庆典

芒果带有热带水果特有的清新甜美的味道！
芒果可滋润皮肤、防止皮肤老化，
是一种难得的美容水果。
另外，它还能够防止体内脂肪堆积、预防便秘、有助于减肥。
芒果、椰子汁和青柠汁的结合，既酸甜可口，又赏心悦目。

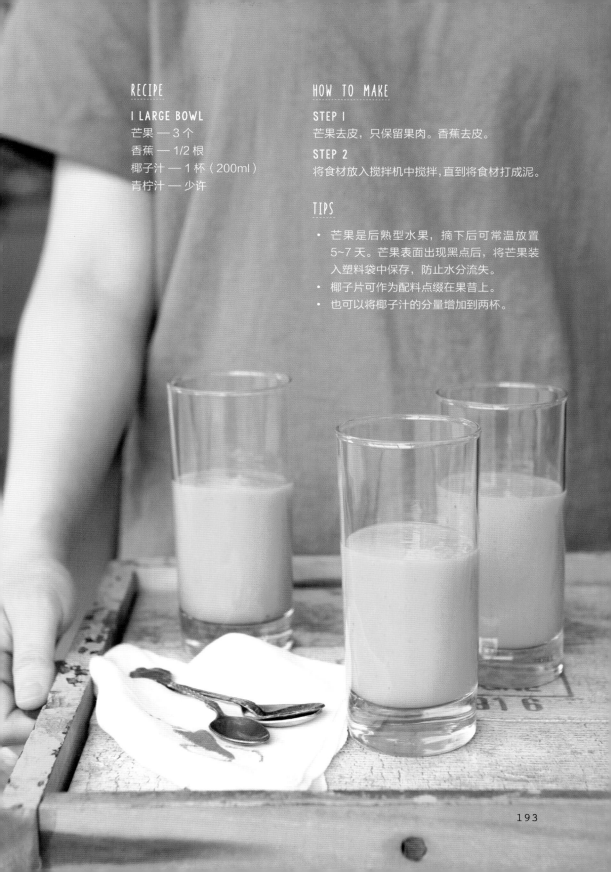

RECIPE

1 LARGE BOWL

芒果 — 3 个
香蕉 — 1/2 根
椰子汁 — 1 杯（200ml）
青柠汁 — 少许

HOW TO MAKE

STEP 1

芒果去皮，只保留果肉。香蕉去皮。

STEP 2

将食材放入搅拌机中搅拌，直到将食材打成泥。

TIPS

- 芒果是后熟型水果，摘下后可常温放置
  5~7 天。芒果表面出现黑点后，将芒果装
  入塑料袋中保存，防止水分流失。
- 椰子片可作为配料点缀在果昔上。
- 也可以将椰子汁的分量增加到两杯。

Andromeda
ENERGY

仙女座的能量

印第安人的天然药草番荔枝因其明显的抗癌效果而名声大震。
番荔枝具有抗菌、杀菌的作用，能够缓解过敏症状，
它含有的抗氧化成分还能够提高人体免疫力
最重要的是，它的味道酸甜可口，可用于制作各种料理。
樱桃能够为人体补充钾元素，它富含花青素，
能够延缓衰老，修复损伤细胞，净化血液
通常用作配料的大枣，性温，能够促进血液循环，去除毒素

RECIPE

1 LARGE BOWL
草莓 — 1 杯（200ml）
樱桃 — 1 杯（200ml）
香蕉 — 1 根
杏仁露 — 1 杯（200ml）
番荔枝粉 — 1 大匙（15ml）
配料用樱桃、大枣、南瓜子、胡桃 — 少许

HOW TO MAKE

STEP 1
草莓和樱桃清洗干净

STEP 2
草莓摘去叶蒂，樱桃去核，香蕉去皮。

STEP 3
将食材放入搅拌机中搅拌，直到食材打成泥。
将果昔盛入碗中，点缀以配料。

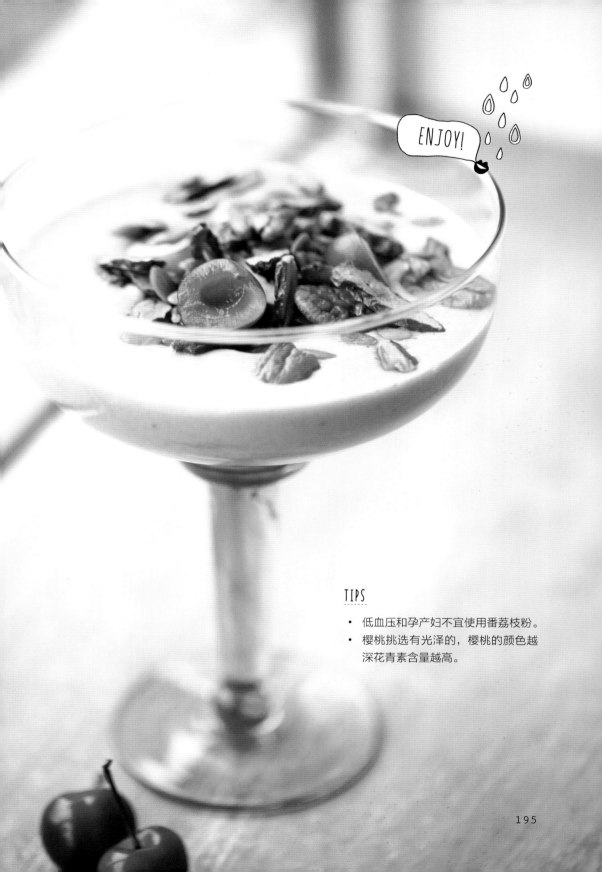

ENJOY!

TIPS

- 低血压和孕产妇不宜使用番荔枝粉。
- 樱桃挑选有光泽的，樱桃的颜色越深花青素含量越高。

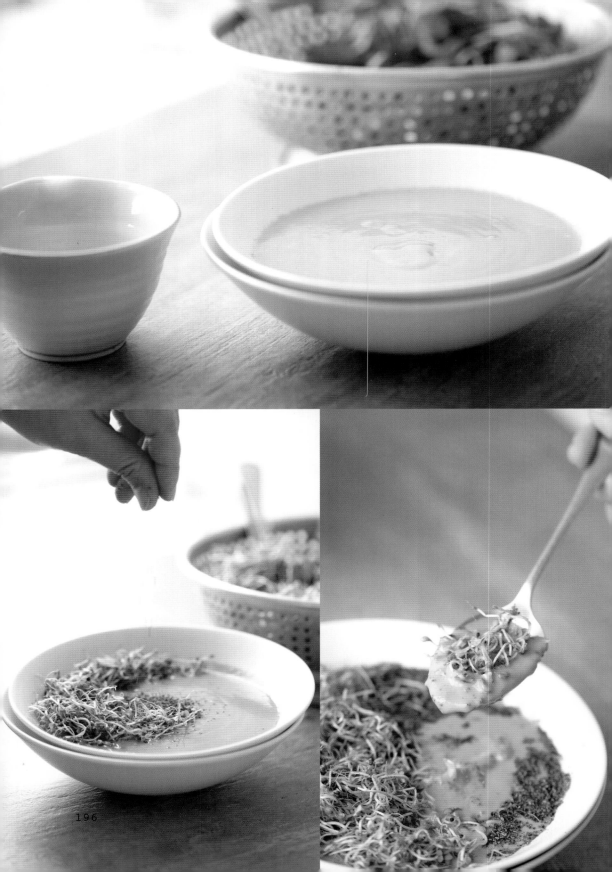

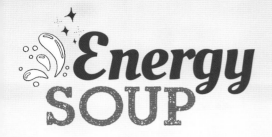

Energy SOUP

能量汤

与其他食谱相比，能量汤的味道稍显逊色。
但它的减肥效果非常好，短时间就可以瘦腹，
并且可以解决便秘问题。
它也是美国著名的排毒中心提供的食谱之一。
决心减肥的女性，在饭前30分钟饮用此能量汤，
会充满饱腹感，从而减少食量。
能量汤的关键在于"芽苗蔬菜"，
芽苗蔬菜在这里将作为配料点缀在能量汤上。

RECIPE

I LARGE BOWL

苹果 — 1 个
西红柿 — 1/2 个
牛油果 — 1/2 个
芽苗蔬菜 — 1 杯（200ml）
羽衣甘蓝 — 1 把
菠菜 — 2 把
胡萝卜 — 1/4 个
椰子汁 — 1 杯（200ml）
配料用海藻粉、芽苗蔬菜 — 少许

HOW TO MAKE

STEP I
将蔬菜、水果清洗干净。

STEP 2
苹果切开去核，西红柿摘去叶蒂，切成适
当大小。牛油果只保留果肉部分。

STEP 3
将食材放入搅拌机中搅拌，直到食材打成
泥。将汤盛入碗中，以配料点缀。

TIPS

- 感觉能量汤不合口味，可以增加苹果
  的分量。
- 如果准备了泡发的海带，将海带同其
  他食材一起放入搅拌机中搅拌。
- 海藻粉可用干海带或海苔研磨成粉。
  干海带和海苔可使用高速粉碎机粉碎。

Tomato SOUP

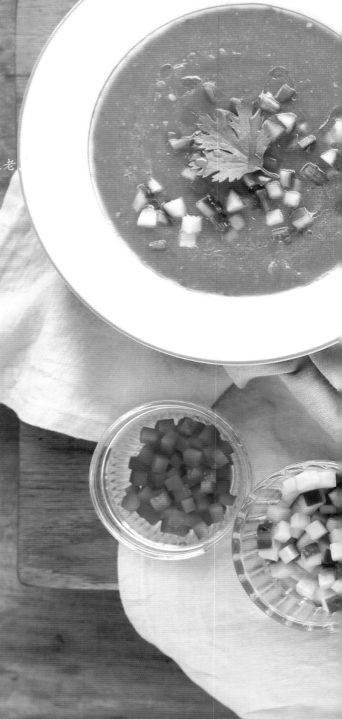

美味的西红柿汤

西班牙人夏季为祛暑降温，
喜欢吃蔬菜冷汤（Gazpacho）。
与一般的西红柿汤不同，
清凉的冷汤别具风味。
西红柿中的番茄红素能够延缓细胞衰老，
去除体内活性氧和血管中的废物。
夏季喝一碗西红柿冷汤，
可以体验沁透心扉的冰爽快感。

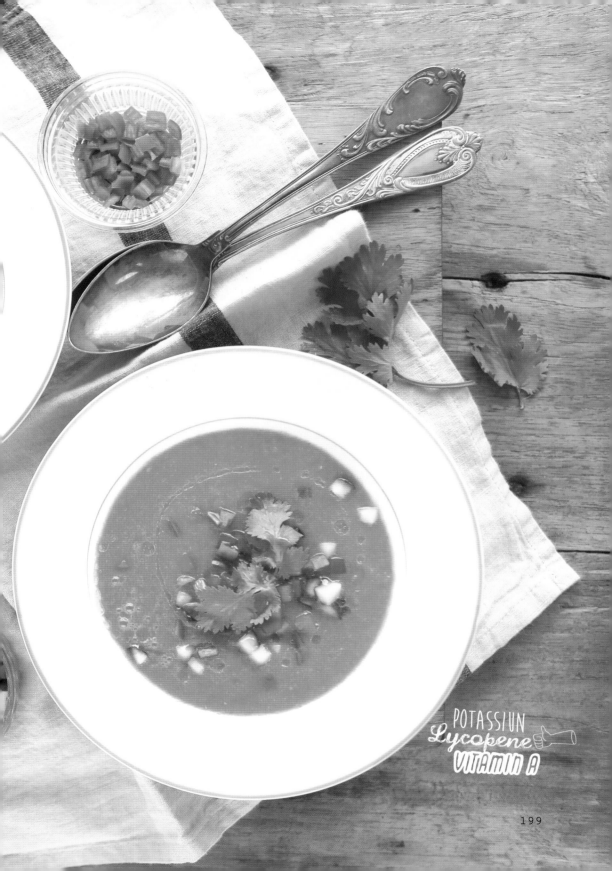

POTASSIUN
Lycopene
VITAMIN A

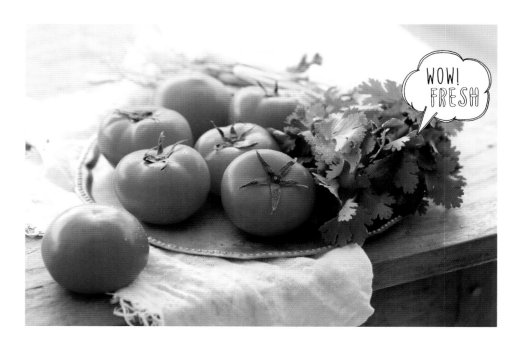

RECIPE

I LARGE BOWL
西红柿 —— 2 个
黄瓜 —— 1/2 根
红色彩椒 —— 1/2 个
橄榄油 —— 1 小匙（5ml）
食盐、胡椒 —— 少许
青柠汁 —— 少许
配料用切好的黄瓜、红色彩椒、
绿色彩椒、欧芹 —— 少许

HOW TO MAKE

STEP I
蔬菜、水果清洗干净。

STEP 2
西红柿摘去叶蒂，切成适当大小。彩椒对半切开，去
除菜籽。

STEP 3
将食材放入搅拌机中搅拌，直到将食材打成泥。

STEP 4
配料黄瓜、彩椒、欧芹切成 1cm 大小。将汤盛入碗中，
以配料点缀。

TIPS

西红柿中的番茄红素是脂溶性物质，与橄榄油等食用
油一起吃能更好地被身体吸收。

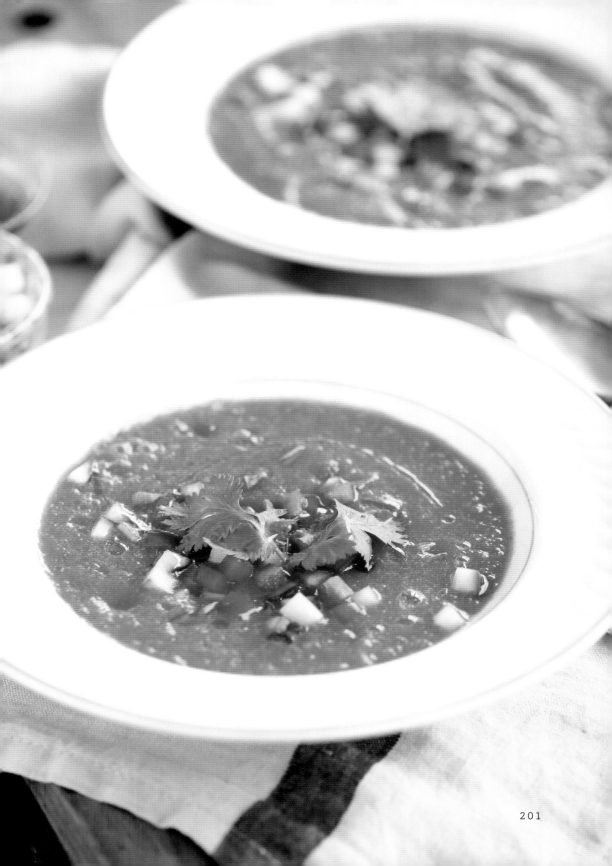

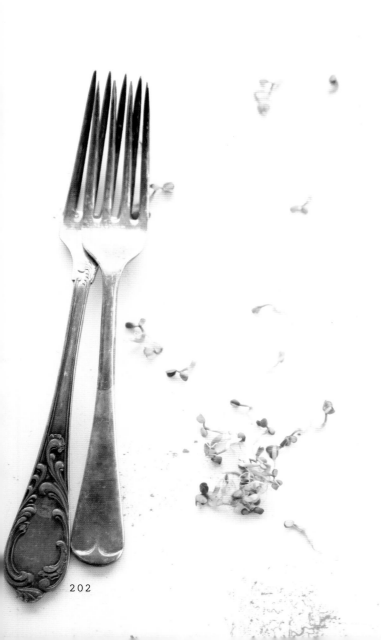

DETOX SALAD

现代人的饮食大部分是加工食品，膳食纤维的摄取量难以满足身体所需。膳食纤维能够增强肠胃功能，帮助身体排出废物，降低胆固醇指数，是减肥食谱中的必备元素。食用由蔬果制成的沙拉，可有效摄取充足的膳食纤维。沙拉在传统的观念中不是主菜，但从健康的角度看，它的营养指数丝毫不逊色于一顿正餐。饭前吃一大碗沙拉，能有效降低食量，防止吃得过多。

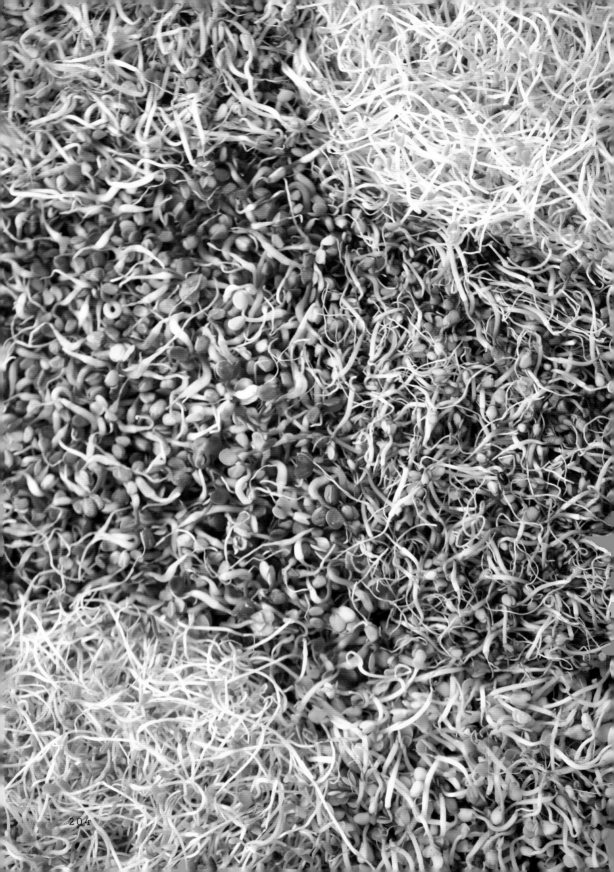

1: 制作排毒沙拉酱

　　沙拉由蔬菜、沙拉酱和配料组成。一般沙拉酱的脂肪、盐分和糖分含量高，是高热量食物。而排毒沙拉酱不添加蔗糖和乳制品，以体现食材的原汁原味为原则制作而成。配料主要为有咀嚼感、能够为身体补充蛋白质的坚果、种子类食品。作为正餐食用时，也可以在沙拉上点缀藜麦、鹰嘴豆、高粱米等谷物。

2: 排毒沙拉酱的种类

- 油类沙拉酱：由橄榄油或椰子油、香草、大蒜等原料组成。
- 奶油酱：以腰果、澳洲坚果研磨而成的蛋黄酱为底料制作而成，味道像奶酪、酸奶一样香醇。
- 水果酱：用水果和椰枣制作而成，味道酸甜可口。
- 简单酱：最健康的减肥酱，撒一些柠檬汁、大蒜汁可以保留食材的原汁原味。

3: 适合作为沙拉配料的超级谷物 & 种子

- 藜麦：藜麦是印加土著居民的主要传统食物，是一种高蛋白质谷物，蛋白质含量高达 20%。藜麦富含膳食纤维、必需氨基酸，以及钙、铁等各种微量元素。它的口感独特，有淡淡的清香，属于易熟、易消化的食品。
- 鹰嘴豆：起源于中东地区，是制作鹰嘴豆泥的主要食材。鹰嘴豆富含膳食纤维，是素食者补充蛋白质的理想食材。
- 小扁豆：在豆类中蛋白质含量比较高，富含膳食纤维，能有效降低胆固醇含量，预防便秘。它还富含叶酸、铁、钾等成分，能够预防贫血、提高免疫力。
- 苋菜：富含膳食纤维，不含谷胶，能有效调节血糖。蛋白质含量高达 15%。并且它还含有其他谷物少见的赖氨酸，赖氨酸能促进钙的吸收，增强免疫力。
- 葵花籽：富含镁元素，能降低高血压。含有硒元素，能抑制活性氧的生成，抗氧化能力强。

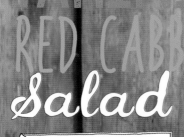

RED CABBAGE
Salad

芝麻酱紫甘蓝沙拉

在繁重工作的巨大压力之下，许多人患上了胃炎、逆流性食道炎等慢性疾病。甘蓝富含维生素A和维生素U，可以缓解压力，有效治疗肠胃疾病。特别是紫甘蓝中的钾、维生素C含量比普通的甘蓝高出许多，抗氧化效果非常明显。"芝麻酱"是把芝麻磨碎制成的酱，中东地区经常将其用作调料。口味醇香的芝麻与大酱相遇，将变成正好适合我们口味的沙拉酱。

RECIPE

I LARGE BOWL
{沙拉}
紫甘蓝 — 1 杯（200ml）
胡萝卜 — 1 杯（200ml）

{大酱芝麻酱（2~3 次用量）}
芝麻 — 1/2 杯（100ml）
水 — 1/2 杯（100ml）
蜂蜜 — 2 大匙（30ml）
香油 — 1 大匙（15ml）
大酱 — 1 小匙（5ml）
生姜 — 少许

HOW TO MAKE

STEP 1
紫甘蓝切丝，可使用刨丝刀。

STEP 2
使用螺旋刀丝器或刨丝刀将胡萝卜切长条。

STEP 3
使用食物研磨粉或捣臼将芝麻磨碎成粉，芝麻
粉与其他酱料掺在一起。

STEP 4
将紫甘蓝和胡萝卜盛入碗中，放入沙拉酱。

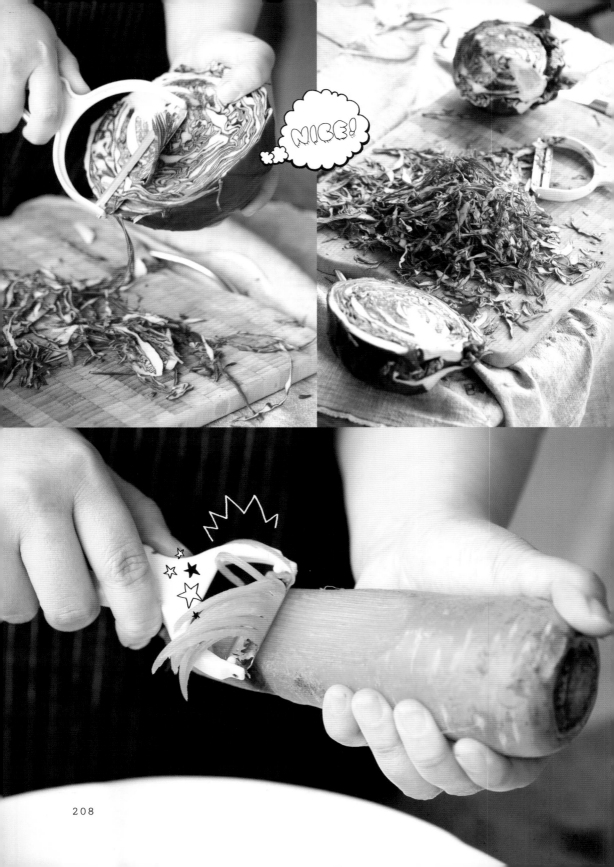

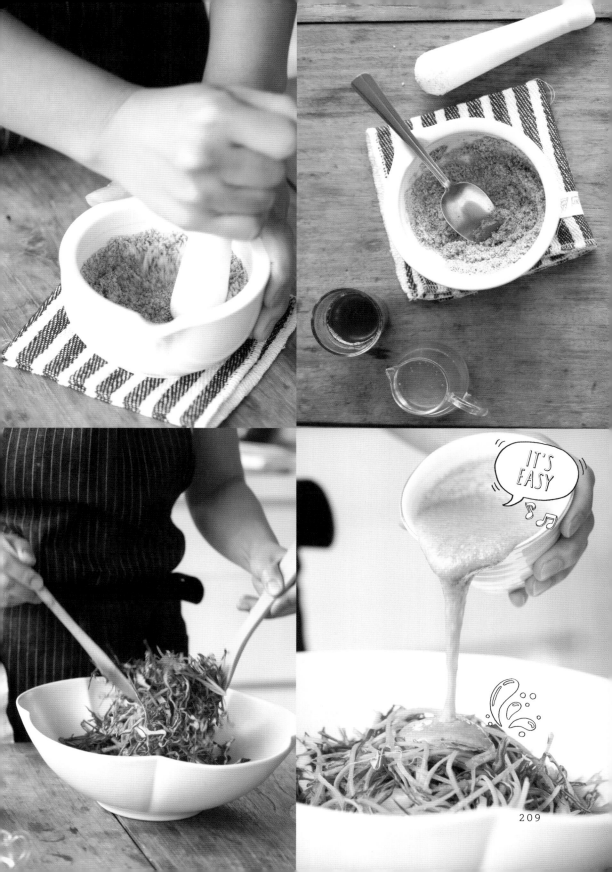

IT'S
EASY

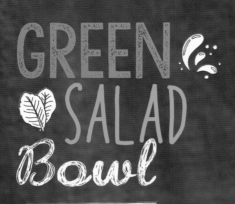

GREEN SALAD Bowl

绿色沙拉

　　"民以食为天"，从这句话就可以看出人们对饭的态度。白米饭和面粉等主食中碳水化合物含量较高，以这些为主食较易变胖。最近碳水化合物低，蛋白质、维生素、无机质含量丰富的超级水稻（Super Grain）引发了人们的关注和议论。藜麦是超级水稻的一种，它味道清香，柔软可口，非常适合用来制作沙拉。

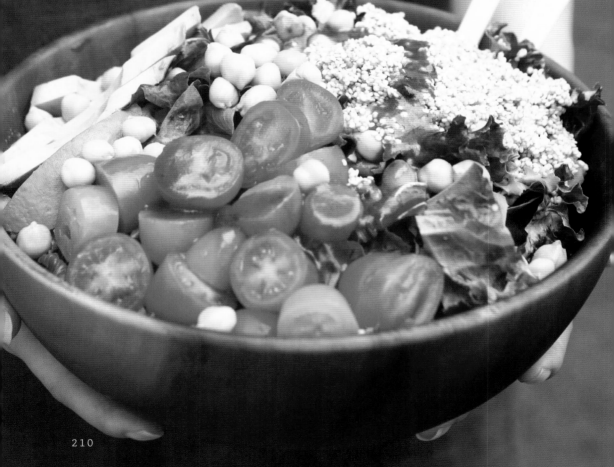

RECIPE

I LARGE BOWL

{ 沙拉 }

藜麦 — 1/2 杯（100ml）

鹰嘴豆 — 1/2 杯（100ml）

生菜 — 2 杯（400ml）

金玉兰菜 — 2 杯（400ml）

乌塌菜 — 2 杯（400ml）

圣女果 — 1 杯（200ml）

紫甘蓝 — 1/2 个

芹菜 — 1/2 根

牛油果 — 1 个

{ 沙拉酱 }

橄榄油 — 1/2 杯（100ml）

意大利香脂醋 — 2 大匙（30ml）

阿萨伊浆果粉 — 2 大匙（30ml）

蜂蜜 — 2 大匙（30ml）

食盐·胡椒 — 少许

HOW TO MAKE

STEP 1

藜麦煮 5~10 分钟，过凉水后沥干水分。

STEP 2

鹰嘴豆在水中泡 5~6 个小时，煮 5~10 分钟后，沥干水分。

STEP 3

生菜、金玉兰菜等蔬菜洗净后切成适当大小。圣女果对半切开，紫甘蓝切丝。

STEP 4

牛油果对半切开去核，将果肉切成薄片。

STEP 5

绿叶蔬菜放在碗底，接着放入紫甘蓝和芹菜，再放入圣女果、牛油果、藜麦、鹰嘴豆。

STEP 6

将沙拉酱搅拌均匀，倒在沙拉上。

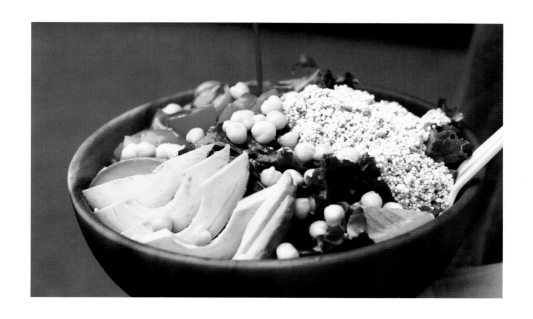

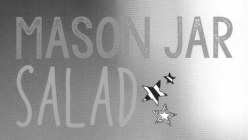

MASON JAR SALAD

梅森瓶沙拉

用透明玻璃瓶制作沙拉是时下流行的一款便携式美食。

透过梅森瓶，可一目了然地看到层层堆积的食材。

将沙拉装进梅森瓶时，需要考虑到颜色的搭配，

这样才能打造出赏心悦目、营养十足的梅森瓶沙拉。

制作梅森瓶沙拉的关键是把最重的食材铺在瓶底，越往上食材越轻。

下面让我们用蔬菜、水果、谷物、种子、干果、豆类等食材制作沙拉吧。

RECIPE

2 JARS

{ 沙拉 }

青豆 — 1/4 杯（50ml）

红色彩椒 — 1/2 个

西红柿 — 1/2 个

黄瓜 — 1/2 根

西葫芦 — 1/4 个

胡萝卜 — 1/4 根

甜菜 — 1/4 个

芝麻菜 — 1 把

{ 沙拉酱 }

橄榄油 — 1/4 杯（50ml）

香脂醋 — 1/4 杯（50ml）

蜂蜜 — 1 小匙（5ml）

蒜片 — 1 小匙（5ml）

胡椒 — 少许

TIPS

- 青豆放入水中浸泡一天就能够发芽。发芽状态的青豆营养丰富。如果时间紧张，可直接将青豆煮软。
- 芝麻菜可用生菜、圆生菜、金玉兰菜等蔬菜代替。
- 蔬菜上锅蒸一会儿或用热水焯一下，口感更好。

HOW TO MAKE

STEP 1

青豆在水中泡 4~8 个小时，使其发芽，或煮软。

STEP 2

将除了芝麻菜以外的蔬菜切成小块。

STEP 3

将西葫芦、胡萝卜、甜菜蒸熟或煮熟。

STEP 4

将蔬菜和青豆层层堆积到瓶子中。

STEP 5

沙拉酱调好后倒入瓶中。

STEP 6

芝麻菜放在最上面。

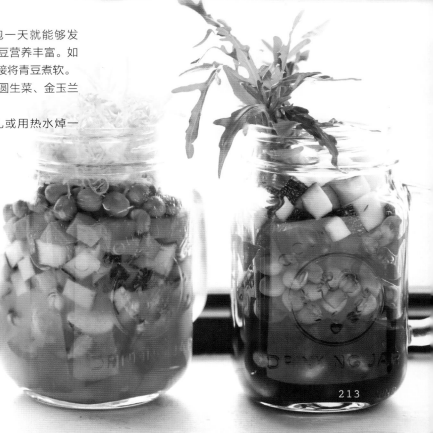

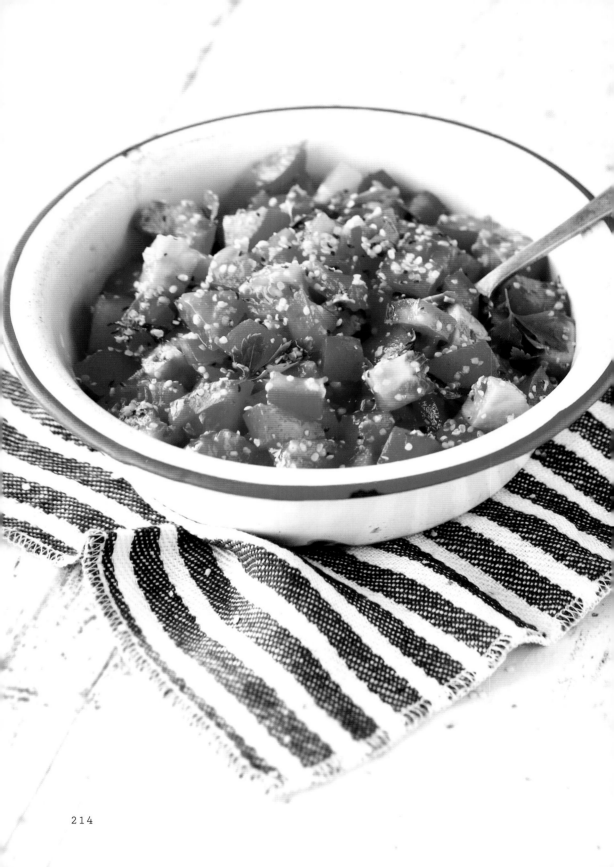

HEMP SEED
TABBOULEH
Salad

大麻籽塔博勒沙拉

　　研究发现，面粉中的谷胶可能导致消化障碍和过敏反应。此后，人们开始寻找可以替代面粉的无谷胶食物。无谷胶食物有亚麻籽、葵花籽、大麻籽、荞麦、高粱，以及苋菜等。在这几种食物里边，我最喜欢吃大麻籽。大麻籽可用于果昔和沙拉中。

RECIPE

I LARGE BOWL

{沙拉}
西红柿 — 2 个
荷兰芹叶 — 1/2 杯（100ml）
大麻籽 — 1/2 杯（100ml）

{沙拉酱}
橄榄油 — 2 大匙（30ml）
柠檬汁 — 2 大匙（30ml）
食盐 — 少许

HOW TO MAKE

STEP 1
西红柿切小块。

STEP 2
荷兰芹只保留叶子。

STEP 3
将西红柿放入碗中，沙拉酱调好后倒在上面。

STEP 4
大麻籽撒在沙拉上，并搅拌均匀。

TIPS

大麻籽可用荞麦面、高粱面或煮熟的藜麦代替。

SPICY MOROCCAN
carrot Salad

香辣摩洛哥胡萝卜沙拉

制作沙拉时，胡萝卜一般是配角而不是主角。
胡萝卜是有效的解毒食物，
它富含 β 胡萝卜素，能够美肌明目。
将胡萝卜切丝生吃也非常好吃。
而樱桃萝卜颜色漂亮，经常用于搭配各种沙拉，
同时还有解毒、促进消化的作用。

RECIPE

1 LARGE BOWL 1 大碗

{沙拉}

胡萝卜 —— 1 根

橙子 —— 1 个

樱桃萝卜 —— 1 个

{香辣摩洛哥沙拉酱}

橄榄油 —— 1/4 杯（50ml）

红色彩椒 —— 1/2 个

辣椒 —— 1/2 个

西红柿 —— 1/2 个

洋葱 —— 1/4 个

大蒜 —— 2 瓣

椰枣 —— 2 个

迷迭香 —— 少许

食盐、胡椒 —— 少许

HOW TO MAKE

STEP 1
胡萝卜用切片器切成较宽的长条。

STEP 2
橙子去皮，挖出果肉部分。

STEP 3
樱桃萝卜切成较薄的圆片。

STEP 4
将迷迭香、洋葱以外的其他沙拉酱
食材放入搅拌机或食物加工机中搅
拌。

STEP 5
在搅拌好的酱中加入切好的洋葱和
迷迭香，并搅拌均匀。

STEP 6
将胡萝卜、橙子、樱桃萝卜盛入碗中，
并倒入沙拉酱。

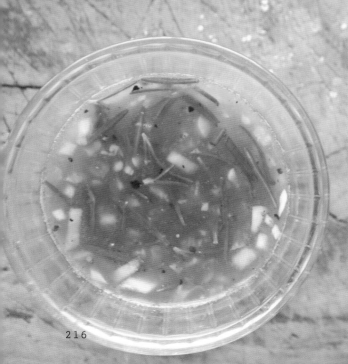

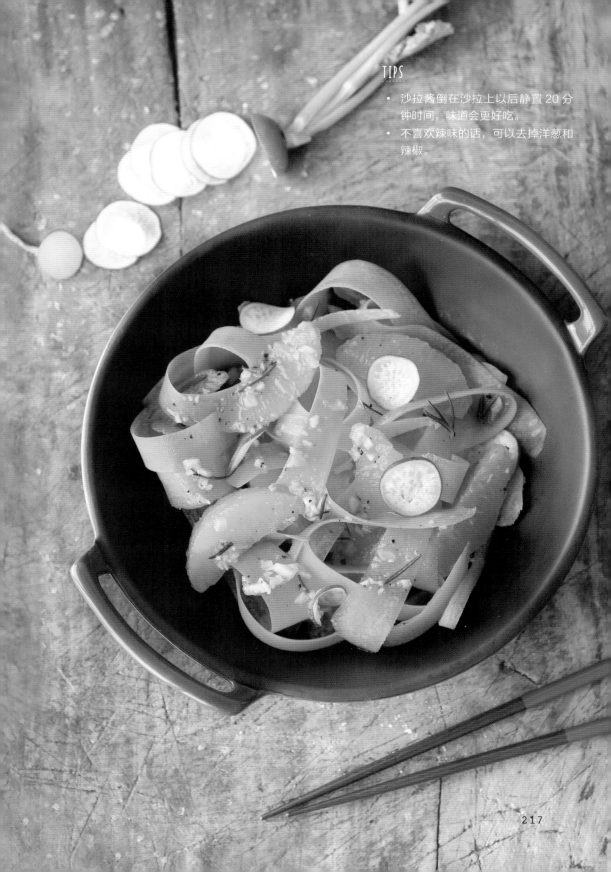

WATERMELON APPETIZER Salad

西瓜开胃沙拉

这款沙拉没有添加味道强烈的沙拉酱，
最大程度地保留了蔬菜和水果本来的味道。
夏季用甜蜜冰爽的西瓜来制作这款沙拉吧！

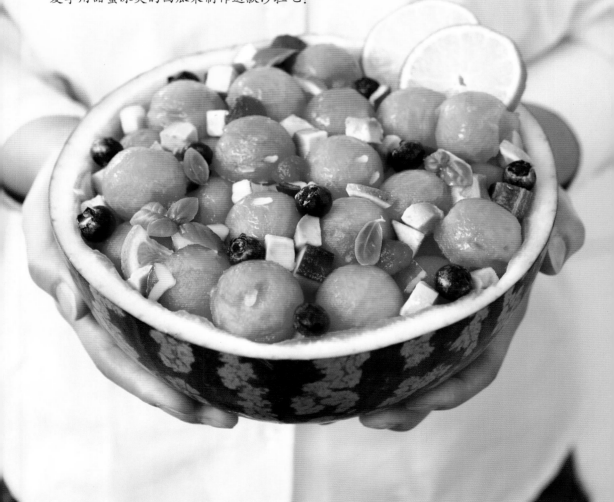

RECIPE

I LARGE BOWL

{ 沙拉 }
西瓜 ── 1/2 个
黄瓜 ── 1/2 根
紫色洋葱 ── 1/4 个
牛油果 ── 1/2 个
蓝莓 ── 1/2 杯（100ml）
罗勒 ── 少许

{ 沙拉酱 }
橄榄油 ── 1/3 杯（约 70ml）
青柠汁 ── 2 大匙（30ml）
食盐、胡椒 ── 少许

HOW TO MAKE

STEP 1
西瓜对半切开，用挖球器挖出果肉，或者用刀
将西瓜切成块状。

STEP 2
黄瓜、紫色洋葱、牛油果切成蓝莓般大小。

STEP 3
将食材放入挖空的西瓜皮中，或者盛入碗中。

STEP 4
加入沙拉酱搅拌均匀，在沙拉上撒上罗勒。

TIPS

不放沙拉酱，直接吃也可以。

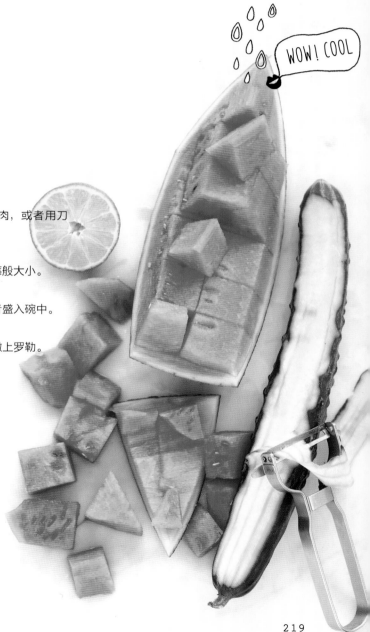

WOW! COOL

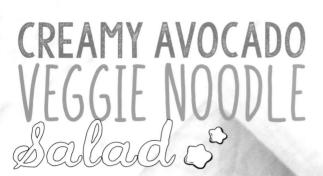

CREAMY AVOCADO
VEGGIE NOODLE
Salad

牛油果蔬菜面

在学习生食时，
第一次看到不是用面粉而是用西葫芦做的面，
并且用蔬菜和果汁做酱汁的时候，我目瞪口呆。
而尝了一口后，我再一次被震惊了。
虽然之前没有体会过这种味道，但真的非常好吃。
许多素食者最喜欢的料理就是用西葫芦制作的面条。
不管是香辣的酱汁，还是用西红柿制作的意大利面酱汁，
都可以搭配西葫芦面食用。
也可以搭配以牛油果和杏仁露为原料制作的奶油汁食用。

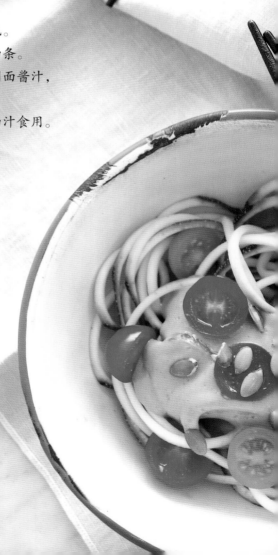

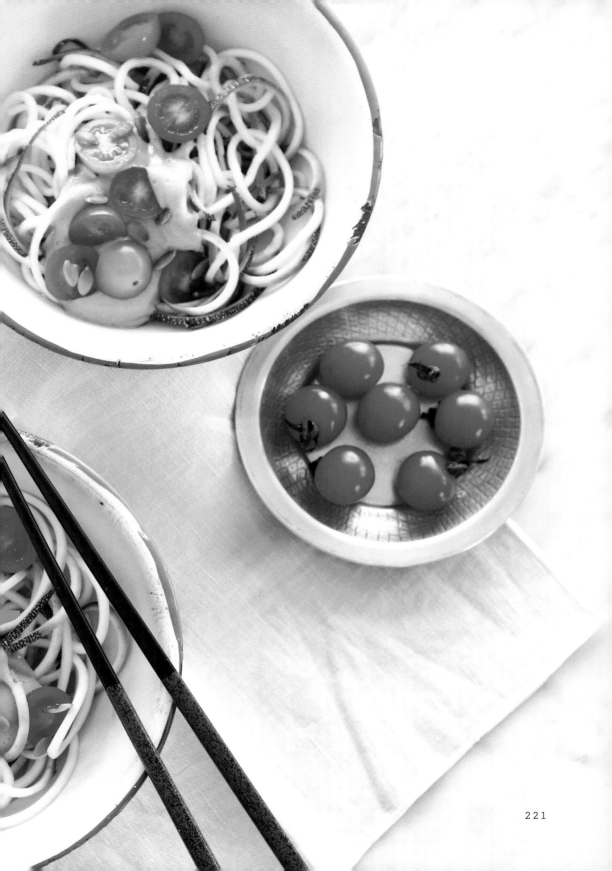

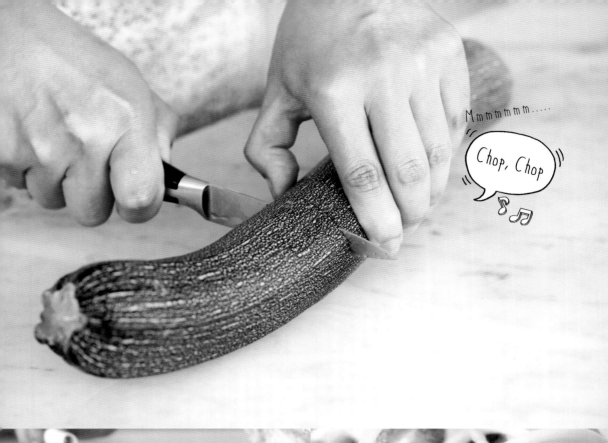

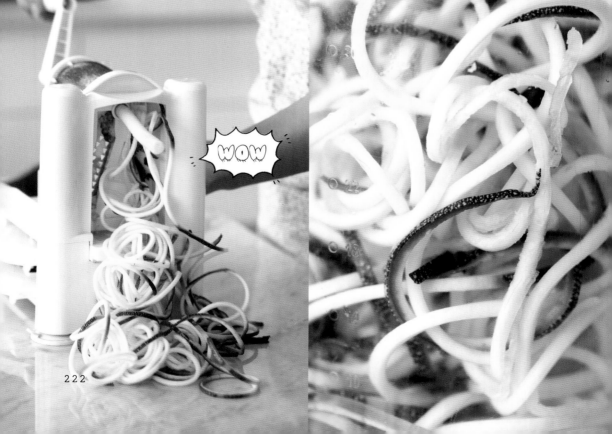

RECIPE

I LARGE BOWL

{ 沙拉 }

西葫芦 — 1/2 个

圣女果 — 1 杯（200ml）

葵花籽 — 1 大匙（15ml）

{ 牛油果酱 }

牛油果 — 1 个

杏仁露 — 1/2 杯（100ml）

青柠汁 — 1 大匙（15ml）

食盐 — 少许

HOW TO MAKE

STEP I

使用螺旋切丝器将西葫芦做成面，将圣女果对半切开。

STEP 2

挖出牛油果的果肉部分，与其他酱汁材料搅拌在一起。

STEP 3

将西葫芦面条和圣女果放入碗中，倒入酱汁，并用葵花籽点缀在上面。

TIPS

也可以搭配胡萝卜面条、甜菜面条一起食用。

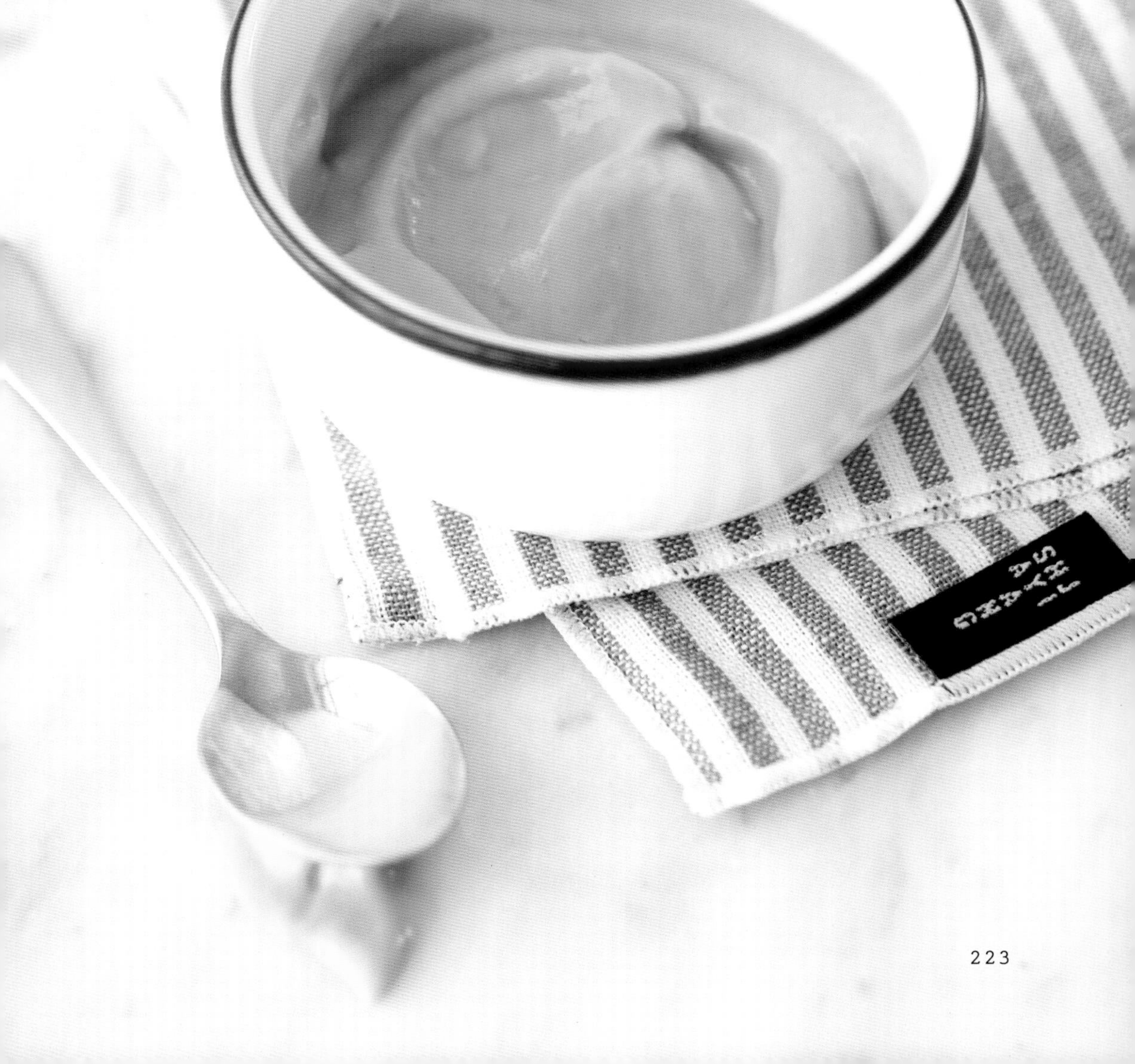

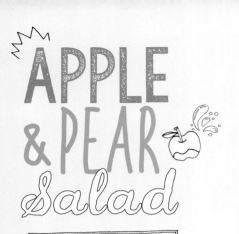

APPLE & PEAR Salad

苹果 & 梨沙拉

脆甜的苹果和梨，搭配以芽苗蔬菜，
适合作为周末的早午餐食用。
苹果中富含果胶，能预防便秘。
维生素 A、C 的含量也非常高，
可以说每天吃一个苹果，是变漂亮的捷径。
而梨能够利尿排毒，去除身体水肿。
下面，让我们用草莓沙拉酱进行搭配，
享受苹果和梨的美味吧！

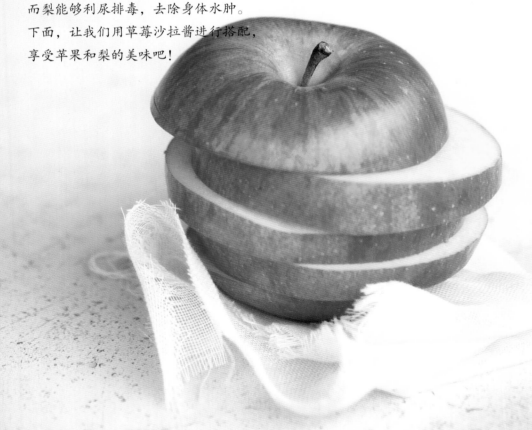

RECIPE

I LARGE BOWL

{ 沙拉 }

苹果 —— 1/2 个

梨 —— 1/2 个

芽苗菜 —— 1 把

核桃 —— 2 大匙（30ml）

{ 蜂蜜草莓酱 }

蜂蜜 —— 2 大匙（30ml）

奇亚籽 —— 1 小匙（5ml）

柠檬 —— 1 大匙（15ml）

橄榄油 —— 1/4 杯（50ml）

草莓 —— 1 杯（200ml）

HOW TO MAKE

STEP 1

将酱汁所需食材放入搅拌机中搅拌成泥。

STEP 2

苹果和梨使用切片器切片。

STEP 3

将苹果和梨盛入碗中，并将芽苗菜点缀在水果上。

STEP 4

倒入酱汁，将切碎的核桃撒在上面。

TIPS

苹果和梨切开的方向不同，断面的形状也不同。可使用切片器，也可直接用刀切成薄片。

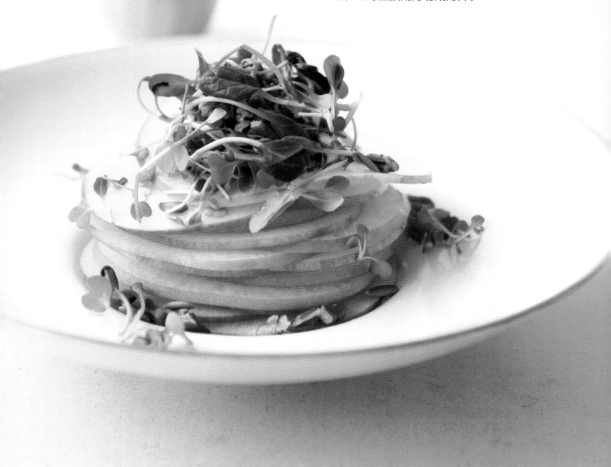

MACADAMIA
NUT CHEESE

WOW!

澳洲坚果芝士 & 芽苗菜沙拉

使用澳洲坚果和腰果代替牛奶，
也可以制作生食奶酪。
生食奶酪不需要经历熟成过程，
但成品和奶酪一样顺滑柔软。
既可以将其打碎撒在食物上，
也可以多添些水制成沙拉酱。
芽苗菜富含叶绿素，排毒效果非常显著。
口感顺滑的澳洲坚果芝士，
再加上酸甜可口的草莓，营养丰富的芽苗菜，
一碗色香味俱全的沙拉就完成了！

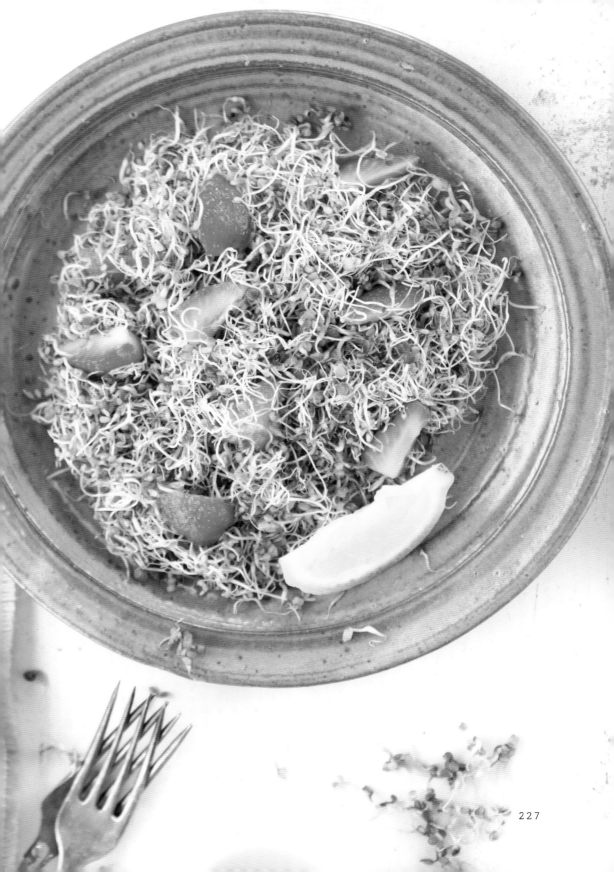

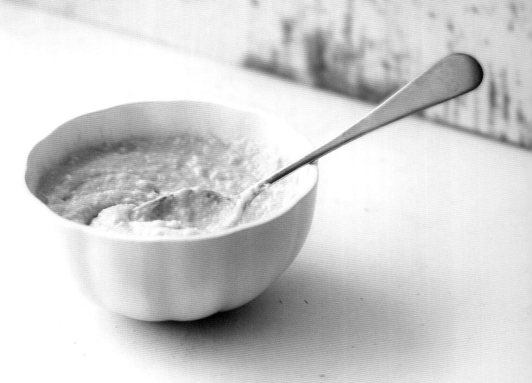

RECIPE

I LARGE BOWL

{ 沙拉 }

芽苗 — 2 杯（400ml）

草莓 — 2 杯（400ml）

柠檬汁 — 1 大匙（15ml）

{ 坚果蛋黄酱（约 3~4 次用量）}

澳洲坚果 — 1 杯（200ml）

腰果 — 1 杯（200ml）

龙舌兰糖浆 — 3 大匙（45ml）

柠檬汁 — 2 大匙（30ml）

水 — 1 杯（200ml）

HOW TO MAKE

STEP I

将沙拉酱所需材料放入食品处理器或搅拌机中搅拌成泡状。

STEP 2

芽苗菜用水洗干净后，沥干水分。草莓切成小块。

STEP 3

将芽苗菜和草莓盛入碗中，撒上柠檬汁。

STEP 4

将沙拉酱均匀撒在沙拉上，或者像芝士一样与沙拉搅拌在一起。

TIPS

制作坚果蛋黄酱时，坚果分量太少的话很难制作成功。所以，最好一次制作出 3~4 次的用量。沙拉酱可放入冰箱冷藏一周左右。如果消化不好，可以提前 24 小时将坚果泡发。泡发的坚果可能会发苦，需要注意调节水量。水量越多，沙拉酱就越清淡。

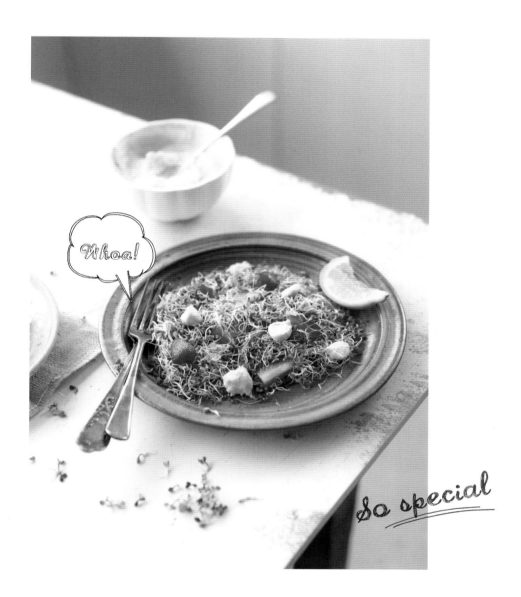

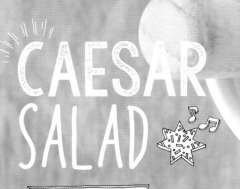

CAESAR SALAD

凯撒沙拉

生菜味道淡雅，不仅适合素食者吃，
不喜欢吃蔬菜的人吃起来也不会排斥。
在生菜里面加入面包丁、帕玛森奶酪，
经典的凯撒沙拉就完成了。
一般凯撒沙拉酱中会添加鸡蛋、辣酱油、奶酪等材料，
不过这款凯撒沙拉中的沙拉酱只用蔬菜即可完成。
下面我们一起制作这款味道浓郁，
口感顺滑的低卡路里凯撒沙拉吧。

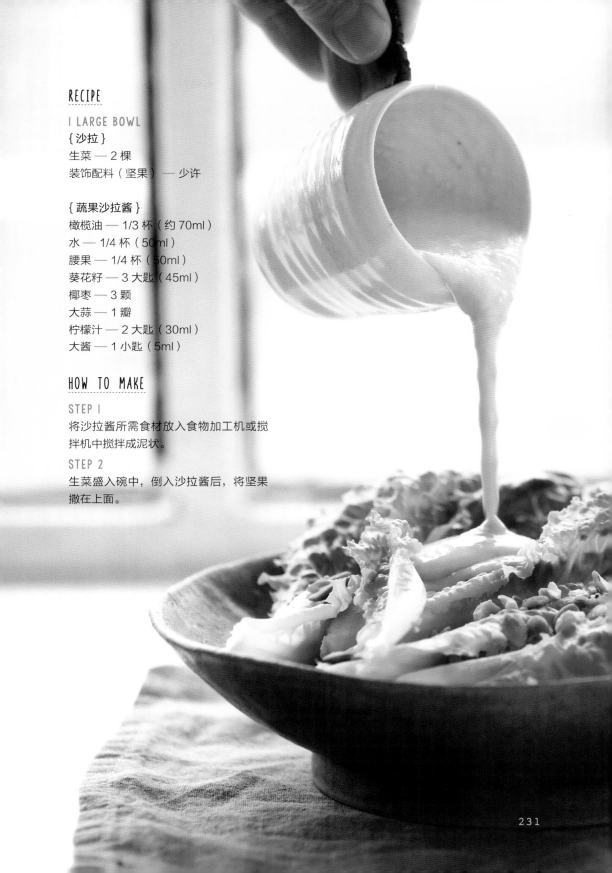

RECIPE

I LARGE BOWL

{ 沙拉 }
生菜 — 2 棵
装饰配料（坚果）— 少许

{ 蔬果沙拉酱 }
橄榄油 — 1/3 杯（约 70ml）
水 — 1/4 杯（50ml）
腰果 — 1/4 杯（50ml）
葵花籽 — 3 大匙（45ml）
椰枣 — 3 颗
大蒜 — 1 瓣
柠檬汁 — 2 大匙（30ml）
大酱 — 1 小匙（5ml）

HOW TO MAKE

STEP 1
将沙拉酱所需食材放入食物加工机或搅
拌机中搅拌成泥状。

STEP 2
生菜盛入碗中，倒入沙拉酱后，将坚果
撒在上面。

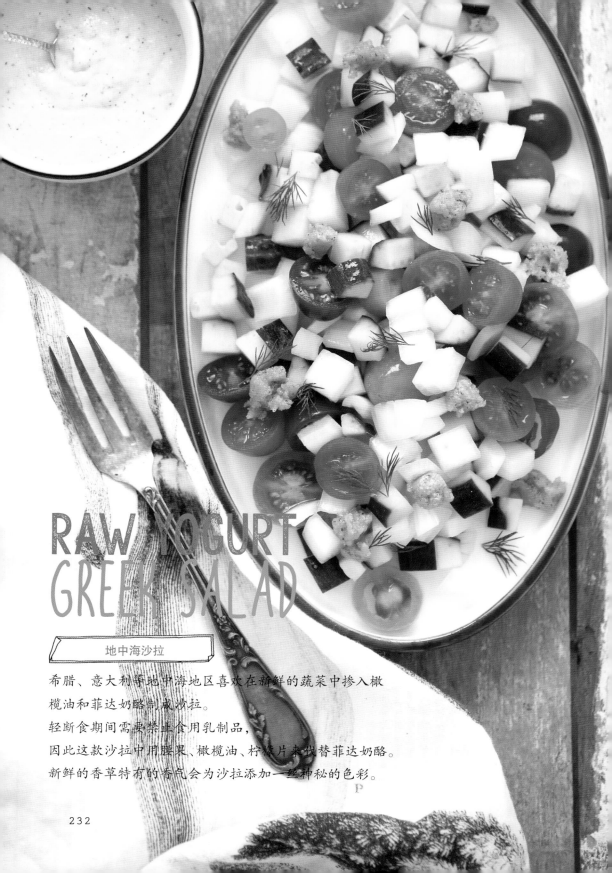

RAW YOGURT
GREEK SALAD

地中海沙拉

希腊、意大利等地中海地区喜欢在新鲜的蔬菜中掺入橄
榄油和菲达奶酪制成沙拉。
轻断食期间需要禁止食用乳制品，
因此这款沙拉中用腰果、橄榄油、柠檬片来代替菲达奶酪。
新鲜的香草特有的香气会为沙拉添加一丝神秘的色彩。

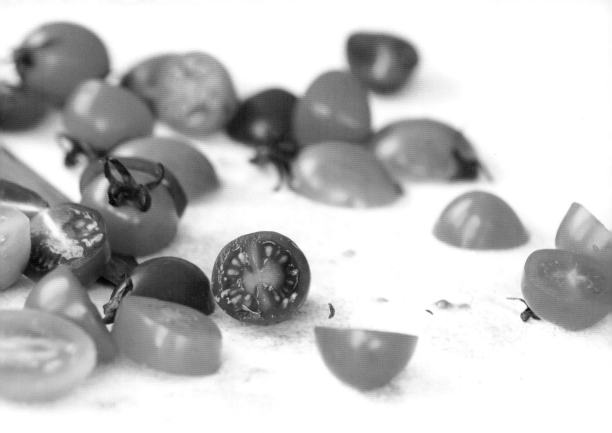

RECIPE

I LARGE BOWL

{ 沙拉 }

圣女果 —— 1 杯（200ml）

黄瓜 —— 1 根

洋葱 —— 1/3 个

{ 希腊酸奶酱 （2~3 次用量）}

腰果 —— 1 杯（200ml）

橄榄油 —— 1/2 杯（100ml）

水 —— 1 杯（100ml）

柠檬汁 —— 1/4 杯（50ml）

莳萝 —— 1/4 杯（50ml）

柠檬皮屑 —— 1/4 杯（50ml）

大蒜 —— 3 瓣

食盐、胡椒 —— 少许

HOW TO MAKE

STEP 1

圣女果对半切开，黄瓜、洋葱切成 1cm 的块状。

STEP 2

将制作酸奶所需的材料放入食物加工机或搅拌机中搅拌至泥状。

STEP 3

将蔬菜盛入碗中，撒入酸奶。

TIPS

- 可以分出一部分酸奶，搅拌得更加黏稠，尝起来会像奶酪一样。

- 莳萝可用切成细丝的罗勒代替。

- 削柠檬皮屑前，需要将柠檬在热水中焯一下，然后用水和苏打粉打磨柠檬表皮，并清洗干净。用削皮刀削下柠檬的表皮，注意不要将白色发苦的部分削下。

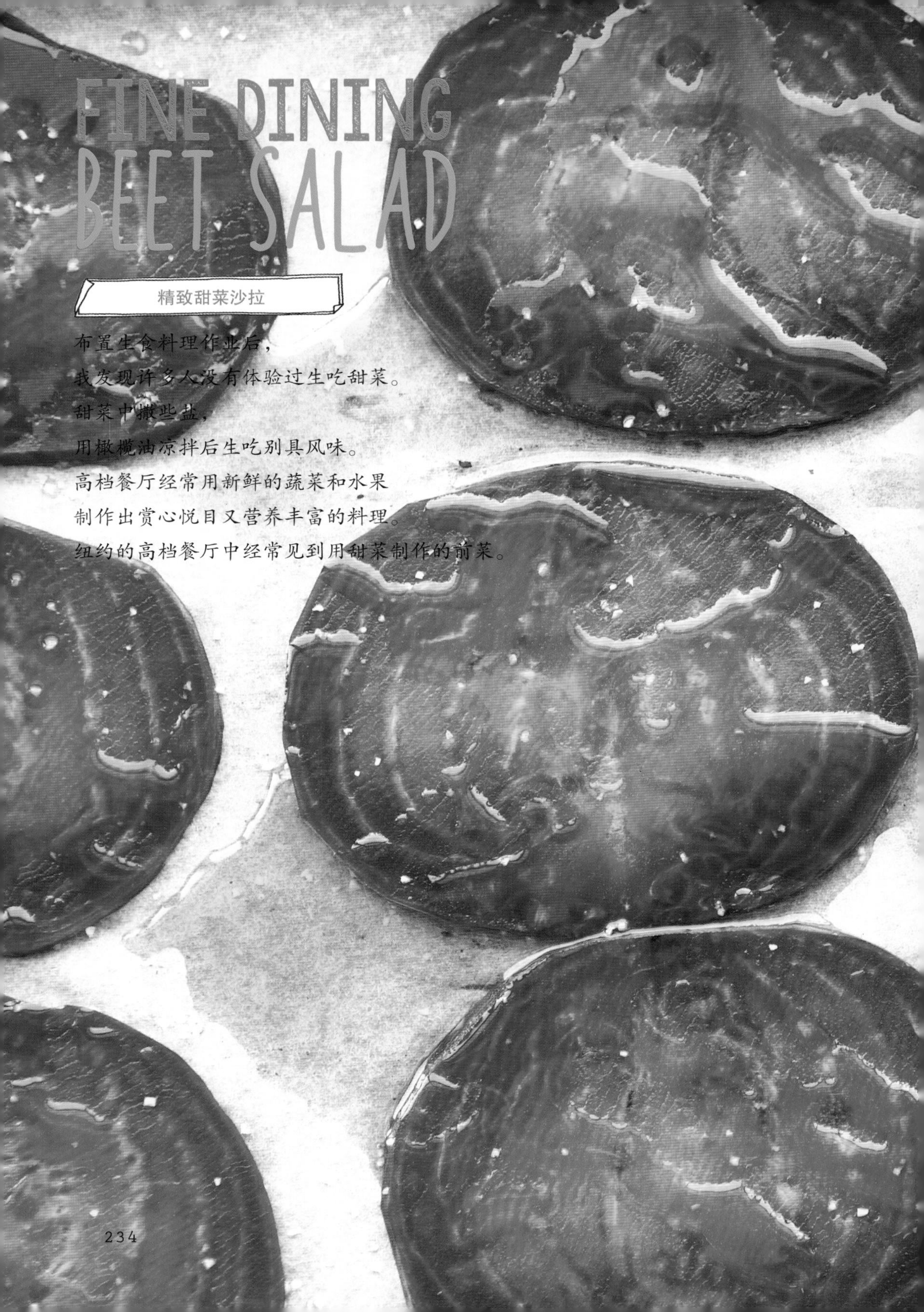

FINE DINING
BEET SALAD

精致甜菜沙拉

布置生食料理作业后，
我发现许多人没有体验过生吃甜菜。
甜菜中撒些盐，
用橄榄油凉拌后生吃别具风味。
高档餐厅经常用新鲜的蔬菜和水果
制作出赏心悦目又营养丰富的料理。
纽约的高档餐厅中经常见到用甜菜制作的前菜。

234

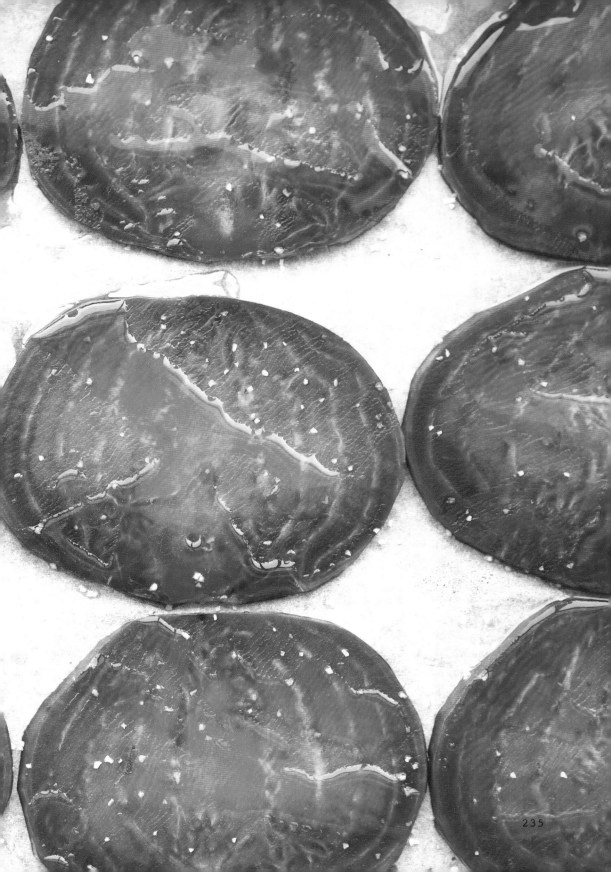

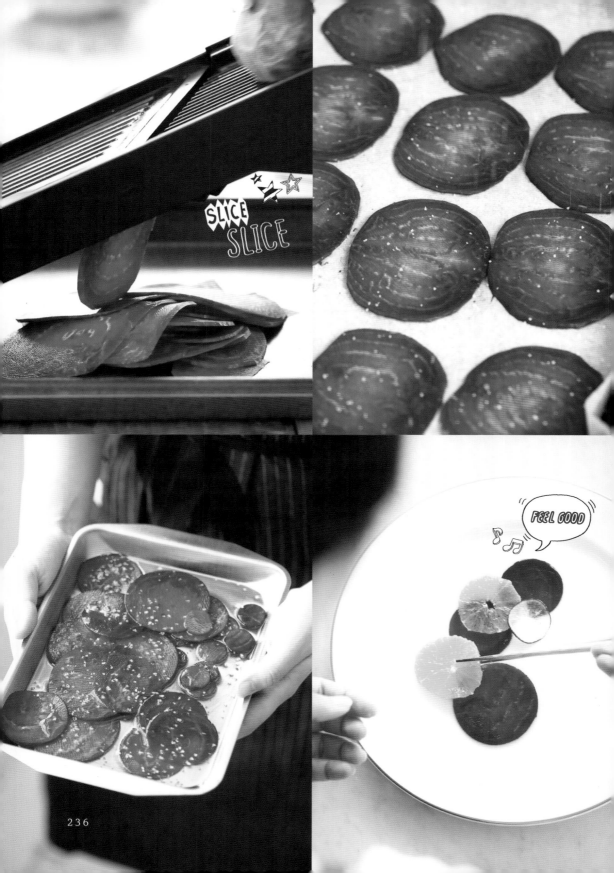

RECIPE

I LARGE BOWL

{ 沙拉 }

甜菜 —— 1/2 个

樱桃萝卜 —— 2 个

橙子 —— 1/2 个

橄榄油 —— 1 大匙（15ml）

食盐 —— 少许

莳萝 —— 少许

{ 希腊酸奶酱（2~3 次用量）}

橙汁 —— 1/4 杯（50ml）

橄榄油 —— 3 大匙（45ml）

青柠汁 —— 1 大匙（15ml）

食盐 —— 少许

HOW TO MAKE

STEP I

甜菜和樱桃萝卜用切片器切成薄片。橙子去皮，
将果肉切成圆片。

STEP 2

在甜菜片上滴 1 大匙橄榄油，撒一些食盐，静置
一段时间。

STEP 3

将沙拉酱所需材料搅拌均匀。

STEP 4

甜菜、樱桃萝卜、橙子盛入碗中，撒入沙拉酱和
莳萝。

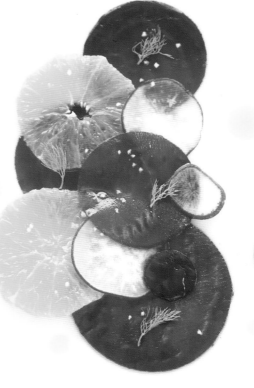

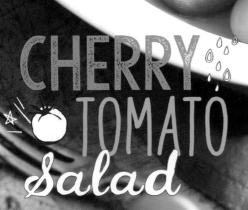

CHERRY TOMATO Salad

圣女果沙拉

平时我会提前做好圣女果沙拉，
想吃零食时或者在饭前拿出来吃。
圣女果味道酸甜，也可以不添加沙拉酱直接生吃。
它富含膳食纤维，能够预防便秘，
是非常好的减肥食品。
加入用桔子制作而成的沙拉酱，会使味道更好。

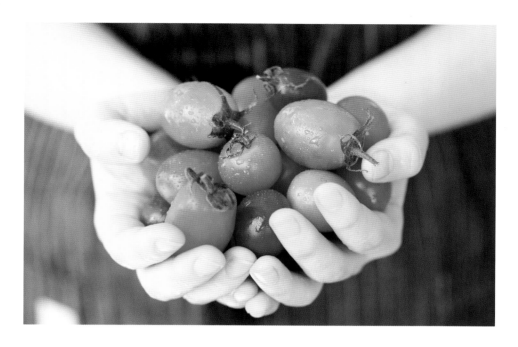

RECIPE

I LARGE BOWL

{ 沙拉 }
圣女果 — 3 杯（600ml）
罗勒 — 1/4 杯（50ml）

{ 橘子沙拉酱 }
橘子汁 — 1/2 杯（100ml）
橄榄油 — 3 大匙（45ml）
切成细丝的洋葱 — 1 大匙（15ml）
蜂蜜 — 2 大匙（30ml）
姜汁 — 1 小匙（5ml）
食盐、胡椒 — 少许

HOW TO MAKE

STEP I
桔子放入搅拌机中搅拌成汁。

STEP 2
将桔汁与其他制作沙拉酱所需的材料一起搅拌均匀。

STEP 3
将圣女果和罗勒盛入碗中，倒入沙拉酱。

TIPS

- 西红柿中的番茄红素是脂溶性物质，和橄榄油一起吃能提高营养的吸收率。
- 沙拉酱中的桔汁可用柚子汁、葡萄柚汁、青柠汁等代替。

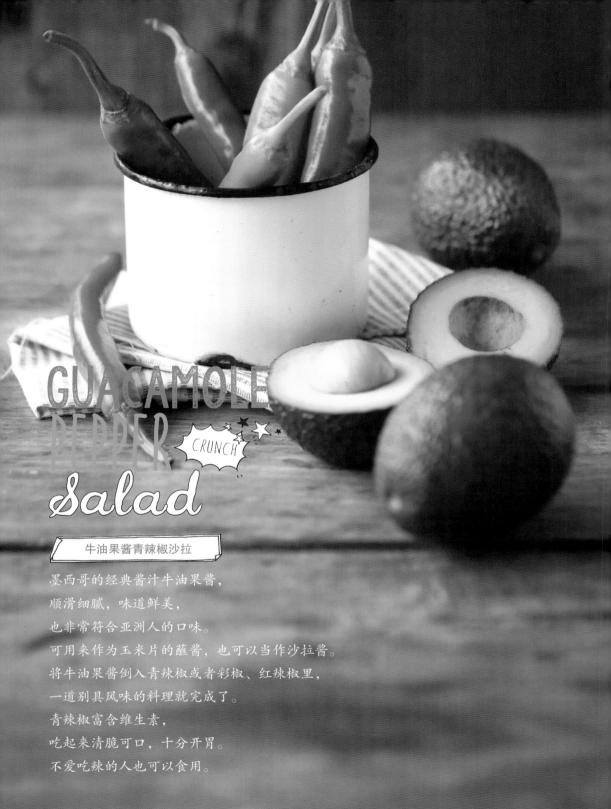

GUACAMOLE PEPPER

CRUNCH

Salad

牛油果酱青辣椒沙拉

墨西哥的经典酱汁牛油果酱，
顺滑细腻，味道鲜美，
也非常符合亚洲人的口味。
可用来作为玉米片的蘸酱，也可以当作沙拉酱。
将牛油果酱倒入青辣椒或者彩椒、红辣椒里，
一道别具风味的料理就完成了。
青辣椒富含维生素，
吃起来清脆可口，十分开胃。
不爱吃辣的人也可以食用。

RECIPE

I LARGE BOWL

{ 沙拉 }
青辣椒 — 5~6 个

{ 牛油果酱 }
牛油果 — 2 个
红色、黄色彩椒 — 各 1/4 个
香菜 — 1/4 杯（50ml）
青柠汁 — 1 大匙（15ml）
食盐 — 少许

HOW TO MAKE

STEP 1
牛油果对半切开去核，用勺子挖出果肉。

STEP 2
彩椒切成小块，香菜切碎。

STEP 3
牛油果捣碎后与其他制作
牛油果酱的食材搅拌均匀。

STEP 4
青辣椒对半切开去籽；倒入牛油果酱。

TIPS

- 牛油果熟透以后才会柔软。如果时间紧急，
  购买时选择按压表皮稍有塌陷的牛油果。
  未成熟的牛油果可以和香蕉、苹果、甜瓜
  等水果一起放入塑料袋中，室温下存放一
  段时间。

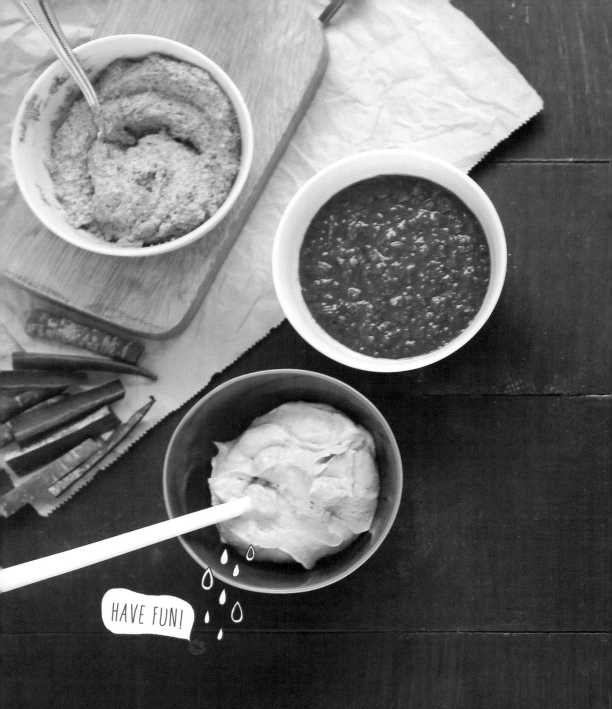

HAVE FUN!

DIPPING SAUCE
&VEGETABLE STICKS

蘸酱＆蔬菜棒

嘴馋的时候不要吃零食，吃蔬菜棒吧！
像吃薯条一样，
将黄瓜、胡萝卜、彩椒等蔬菜蘸酱吃，
不仅能增强饱腹感，还能补充充足的营养。
这也是处理冰箱剩余蔬菜的好办法。
而这款食谱中的蘸酱依然由蔬菜、水果和坚果制作而成。

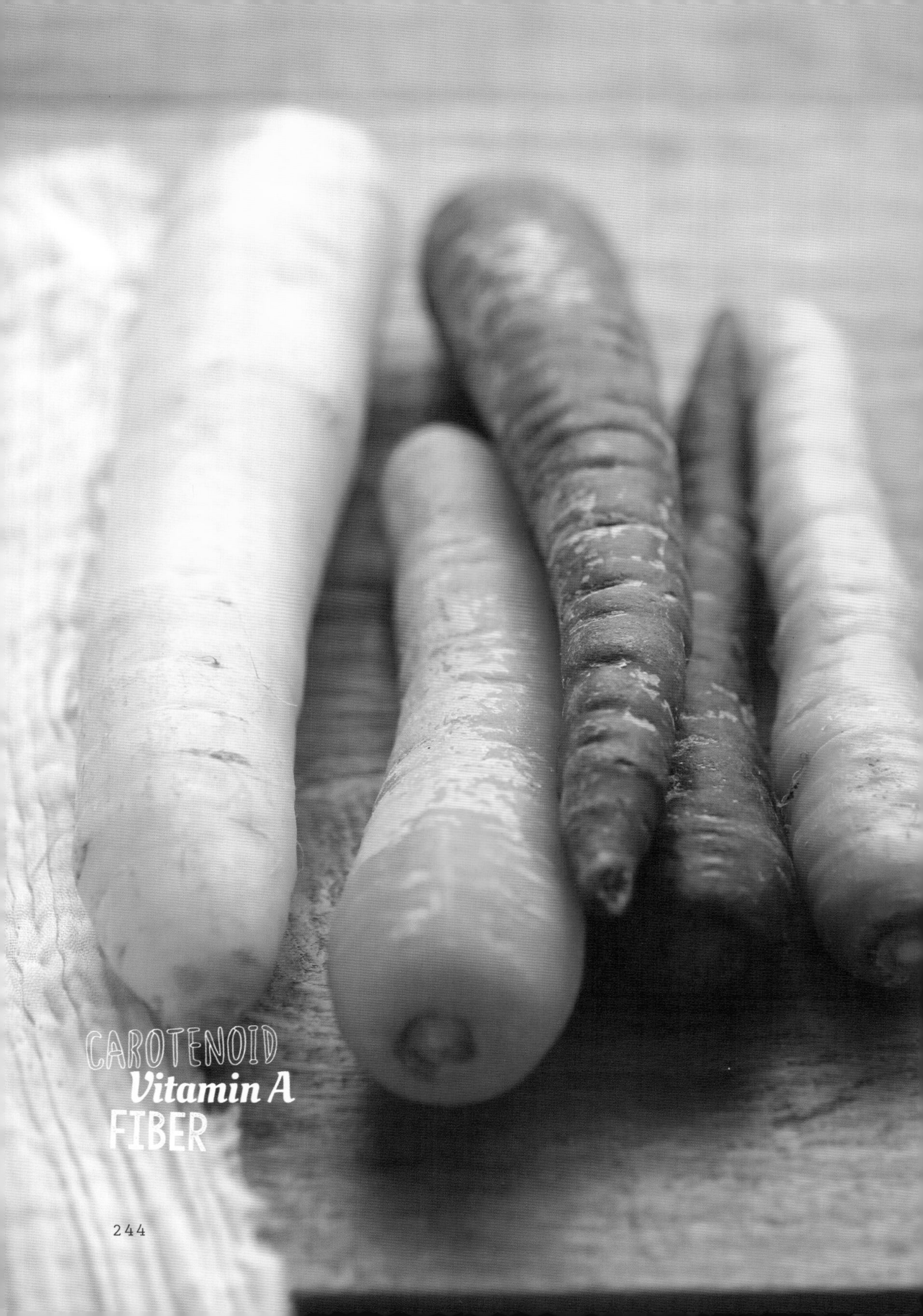

CAROTENOID
Vitamin A
FIBER

RECIPE

I BOWL

{ 沙拉 }
胡萝卜、黄瓜 — 适量

{ 番茄酱 }
西红柿 — 1 个
椰枣 — 5 颗
甜菜 — 1/3 个
辣椒 — 1 根
食盐 — 少许
柠檬 — 1/2 个

{ 牛油果酱 }
牛油果 — 1 个
青柠汁 — 1 大匙（15ml）
食盐 — 少许
大蒜 — 2 瓣

{ 橄榄酱 }
腰果 — 1/2 杯（100ml）
橄榄 — 1/2 杯（100ml）
水 — 1/2 杯（100ml）
食盐、胡椒 — 少许

HOW TO MAKE

STEP I
将胡萝卜、黄瓜等蔬菜切成长条状。

STEP 2
将三种蘸酱所需食材分别放入食物加工机或搅拌机中搅拌成泥状。

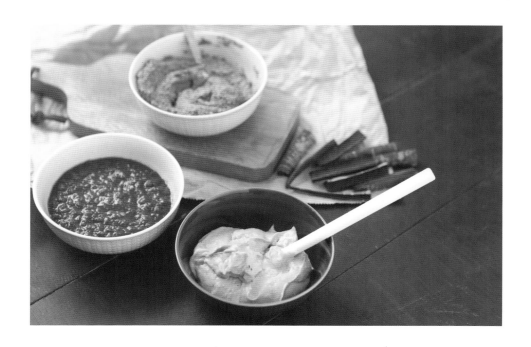

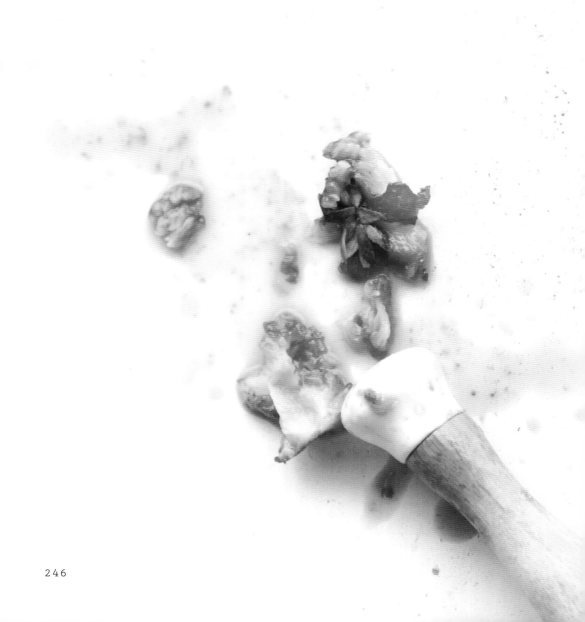

RAW FOOD DESSERT

　　许多女性无法抵挡甜点的诱惑，最终导致减肥化为泡影。就像可以没有米饭，但不能没有面包的面包爱好者一样，甜点在女性心目中的地位也非常重要。不过大部分的甜点是由牛奶、黄油、奶酪等乳制品，以及白砂糖、面粉等碳水化合物含量高的食材制作而成的。就算只吃一点，也会摄取到很高的热量。现在，有一个方法可以解决无法抵抗甜点诱惑的这个问题！那就是使用纯天然食材制作的健康美味甜点。减肥期间，如果忍不住想吃蛋糕，那就亲自动手制作低热量的甜点吧！

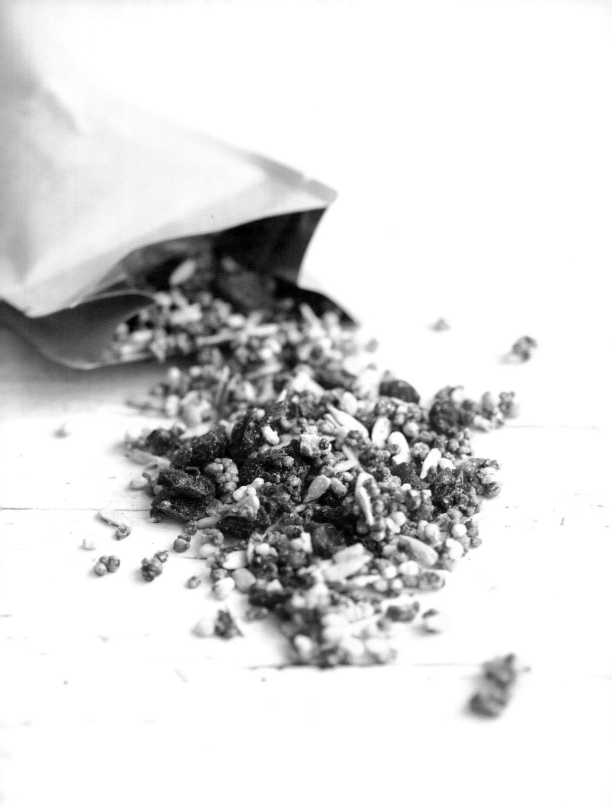

生食甜点的主要材料

- **天然甜味剂和干果**：砂糖是从甘蔗中去除蛋白质、维生素、微量元素后提取出来的，食用后会急速提高血糖。可以用蜂蜜、龙舌兰糖浆、枫糖浆等代替砂糖。不过排毒或减肥期间，应尽量减少糖分的摄取量。含有糖分和果汁的干果也有甜味，还能让食材凝结成团。阿联酋的椰枣就是其中的典型。另外，具有降低血压，预防感冒作用的柿饼也是一种天然甜味剂。

- **坚果**：这里的坚果指的不是炒熟的坚果，而是含有酶的生坚果。生坚果提前24小时泡发后，酶的含量变高，更易促进消化。坚果每天的摄取标准量为30g，需注意不要摄取过量。大部分坚果富含不饱和脂肪酸、维生素E、纤维素等，能够预防心脏疾病。不同种类的坚果，其功效也有一定的差异，因此最好均衡食用。其中，花生能有效缓解疲劳，核桃能够提高记忆力，富含抗氧化剂的开心果能减缓衰老。另外，澳洲坚果能够预防老年痴呆，降低胆固醇。

- **可可脂**：世界名模米兰达·可儿平时喜欢吃生（Raw）巧克力。生巧克力富含抗氧化成分，能够延缓衰老，比牛奶巧克力的脂肪含量低。市场上销售的巧克力的可可脂含量较低，各种添加剂比较多，因此我们可以用可可脂自己做巧克力，可可脂还可以用于制作各种甜点。

- **可可粉**：将可可粉倒入杏仁露中搅拌均匀，一杯巧克力奶昔就完成了。可可粉富含微量元素，能够缓解压力、放松肌肉，也是运动后饮用的能量饮料中的常用食材。另外，可可粉中含有丰富的氨基酸、锌、铁等，和可可脂一起用于制作甜点，会演绎出迷人的巧克力风味。

- **椰子油**：据报道，米兰达·可儿、安吉丽娜·朱莉等拥有S曲线身材的明星每天都会摄取椰子油。椰子油是天然油中饱和度最高的一种，它的分子构造简单，进入身体后能迅速被分解吸收，因此不会产生脂肪团。另外椰子油中的月桂酸能够提高免疫力，预防心血管疾病。

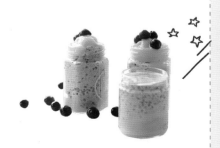

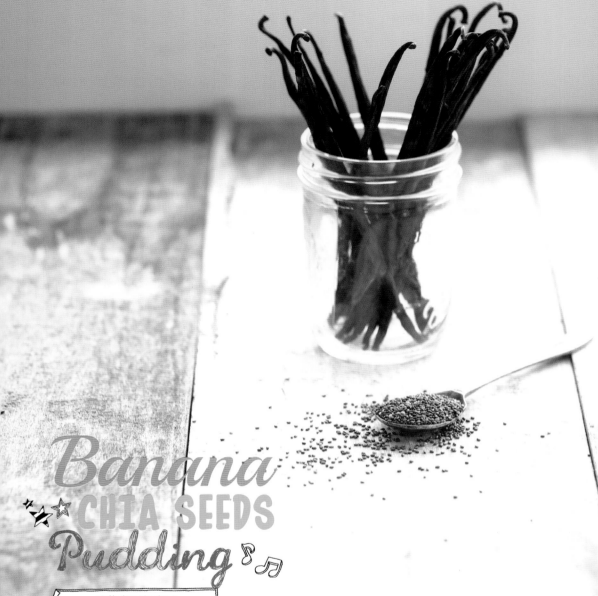

Banana CHIA SEEDS Pudding ♪♫

香蕉奇亚籽布丁

奇亚籽曾是古代阿兹特克人的主食，
最近因其美容减肥的功效备受追捧。
奇亚籽富含膳食纤维、蛋白质和 Omega-3，
摄取少量即可产生饱腹感。
奇亚籽浸泡在水中会变为凝胶状物质，体积也会变大。
烘焙或做布丁时可用其代替鸡蛋。

芒果 — 2 个

蔓越莓 — 少许

{ 奇亚籽馅 }

奇亚籽 — 2 大匙（30ml）

香蕉 — 2 根

杏仁露 — 1/2 杯（100ml）

香荚兰豆 — 1/2 个

肉桂粉 — 1 小匙（5ml）

TIPS

- 搅拌后的奇亚籽馅在常温下放置一段
  时间，奇亚籽渐渐膨胀，味道变得像
  布丁一样。也可以将奇亚籽馅放入冰
  箱冷藏 3 日再吃。可以一次多做些
  奇亚籽馅，除了芒果，也可以和其他
  水果一起吃。
- 喜欢甜食可以在奇亚籽馅中加入龙舌
  兰糖浆。
- 香荚兰豆也可用 1 小匙香荚兰香精
  代替。
- 蔓越莓可省略，也可用草莓、蓝莓、
  树莓等代替。

HOW TO MAKE

STEP 1

香荚兰豆扒开，用刀背取下豆子。

STEP 2

将奇亚籽馅所需材料放入搅拌机中搅拌，室
温下放置一会儿。

STEP 3

芒果去皮，只保留果肉部分，放入搅拌机中
搅拌，或者用捣臼研磨成泥状。

STEP 4

瓶底铺一层芒果，再倒入奇亚籽馅，最后放
入剩下的芒果和蔓越莓。

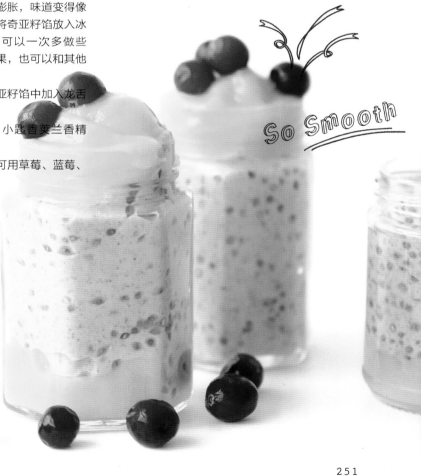

So Smooth

Raspberry
LEMON CHEESE
bake

树莓柠檬芝士蛋糕

这款蛋糕没有加入芝士，却有芝士的风味。
使蛋糕带有芝士味道的腰果，
再加上酸甜的树莓和柠檬，
让蛋糕变得更加香浓美味。
柠檬特有的味道，在果皮中比果肉中更浓，
所以最好在蛋糕中添加柠檬皮屑而不是果肉。

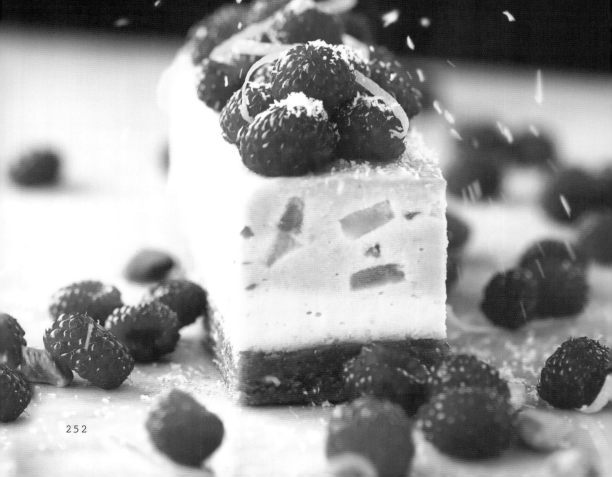

RECIPE

18X18CM CAKE

{ 蛋糕饼底 }

杏仁 — 1½ 杯（300ml）

椰枣 — 5 颗

生姜汁 — 1 小匙（5ml）

{ 蛋糕糊 }

香蕉 — 1 根

腰果 — 1/2 杯（100ml）

柠檬皮屑 — 1/4 杯（50ml）

杏仁露 — 1 杯（200ml）

柠檬汁 — 2 大匙（30ml）

椰子油 — 1 大匙（15ml）

食盐 — 少许

{ 装饰奶油 }

树莓（山莓）— 1/2 杯（100ml）

腰果 — 1/4 杯（50ml）

枫糖浆 — 2 大匙（30ml）

香荚兰香精 — 1 大匙（15ml）

椰子汁或水 — 1/2 杯（100ml）

食盐 — 少许

装饰用树莓或新鲜水果 — 少许

HOW TO MAKE

STEP 1
将蛋糕饼底的材料放入食物加工机中搅拌，直至成团。

STEP 2
将蛋糕馅所需材料放入搅拌机中搅拌。

STEP 3
除树莓以外的所有装饰奶油材料放入搅拌机中搅拌。将切碎的树莓与装饰奶油混合。

STEP 4
将蛋糕饼底铺在蛋糕模具中，再依次倒入蛋糕糊和蛋糕装饰奶油。

STEP 5
将蛋糕放入冰箱冷冻 4 小时以上后取出，顶部装饰以树莓或其他鲜果。

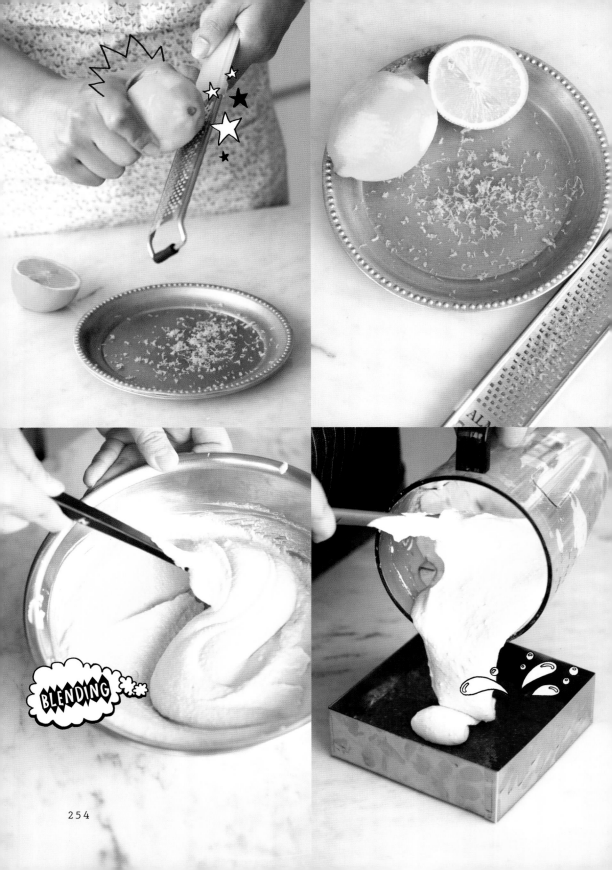

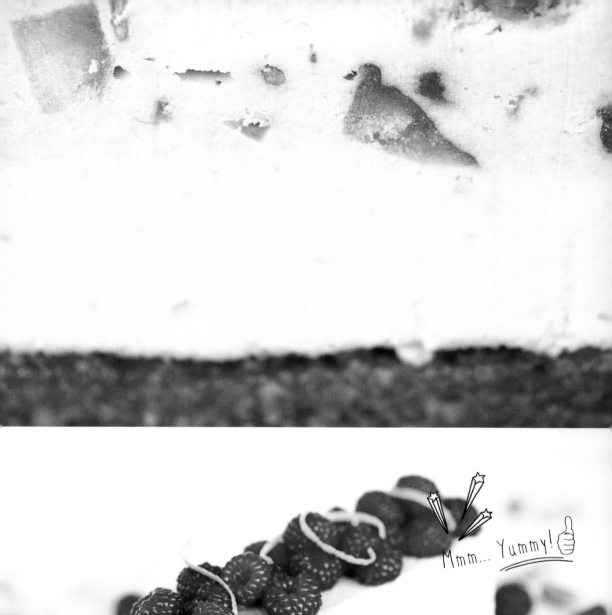

Mmm... Yummy! 👍

Mademoiselle
APPLE PIE
WOW

苹果派小姐

用苹果和糖制成馅，铺在派皮上，
放入烤箱中烘烤而成的苹果派是一种非常受欢迎的甜点。
传统的苹果派卡路里含量高，制作起来十分复杂。
现在我们来动手制作简单美味的苹果派吧。
香醇可口的派皮，以及酸甜美味的苹果内馅，
奶油般丝滑的装饰，让苹果派不仅营养价值高，而且别具风味。

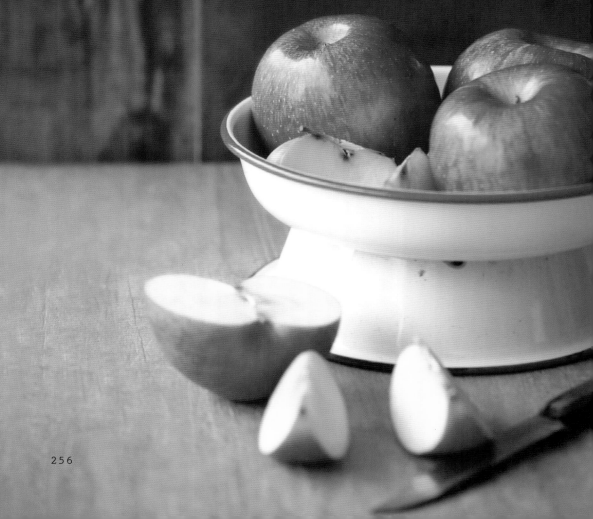

RECIPE

SERVE 2

{派皮}
杏仁 — 1 杯（200ml）
腰果 — 1/4 杯（50ml）
椰枣 — 3 个
食盐 — 少许

{内馅}
苹果 — 1/2 个
生姜汁 — 1 小匙（5ml）
肉桂粉 — 少许

{装饰奶油}
苹果 — 1/2 个
腰果 — 1/2 杯（100ml）
杏仁露 — 1/2 杯（100ml）
柠檬汁 — 1 大匙（15ml）
蜂蜜 — 1 大匙（15ml）

HOW TO MAKE

STEP 1
派皮的材料放入食物加工机中搅拌，直至成团。

STEP 2
内馅用苹果切成小块，撒入生姜汁和肉桂粉，静置
20 分钟以入味。

STEP 3
装饰奶油的材料放入搅拌机中高速搅拌。

STEP 4
派皮盛入杯子或盘子中，依次放入内馅和装饰奶油。

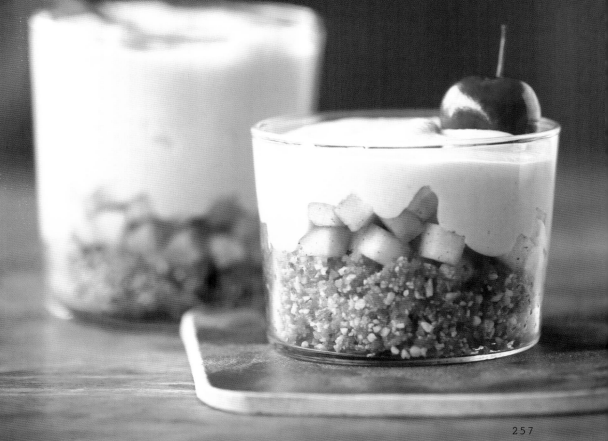

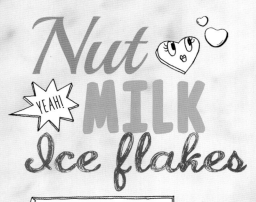

Nut MILK Ice flakes

坚果露刨冰

提到夏季甜点，许多人会想到刨冰。

特别是将牛奶冷冻成冰、雕刻成花的牛奶刨冰人气很高。

用坚果露代替牛奶会使刨冰更加健康营养。

在坚果露刨冰上面可装饰各种水果和坚果，

也可以倒入阿萨伊浆果糖浆以提高甜蜜指数。

Delicious

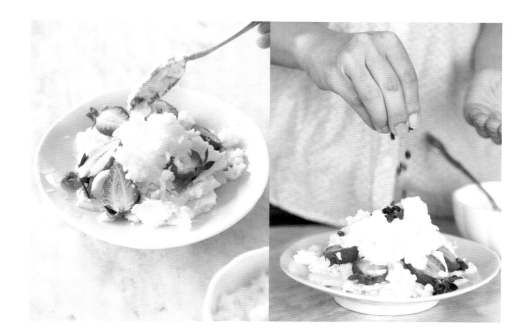

RECIPE

SERVE 2

{ 坚果露 }
澳洲坚果 —— 1 杯（200ml）
腰果 —— 1 杯（200ml）
水 —— 2 杯（400ml）
龙舌兰糖浆 —— 2 大匙（30ml）
椰子油 —— 1 大匙（15ml）

{ 阿萨伊浆果糖浆 }
柿饼 —— 1 个
冷冻阿萨伊果酱或阿萨伊浆果粉 —— 1/2 杯（100ml）
可可粉 —— 1/4 杯（50ml）
蜂蜜 —— 1/4 杯（50ml）

{ 装饰 }
草莓 —— 少许
可可碎仁 —— 少许

HOW TO MAKE

STEP 1
参照 p135 的做法制作坚果露，放入冰箱冷冻。

STEP 2
将制作阿萨伊浆果糖浆的材料放入食物加工机中打碎。

STEP 3
草莓清洗干净，沥干水分后对半切开。

STEP 4
将坚果露冰块用刨冰器刨成雪花。

STEP 5
撒上草莓和可可碎仁。

STEP 6
均匀撒上阿萨伊浆果糖浆。

TIPS

- 坚果露冷冻前放入长方体状的牛奶包中，刨冰时更加便于操作。
- 根据自己的喜好，可用绿茶粉、黄豆粉代替阿萨伊浆果糖浆。

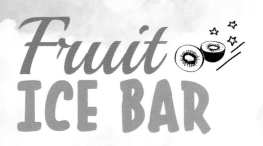

Fruit
ICE BAR

水果冰棍

让我们在家中用新鲜水果制作冰棍吧！
水果和蔬菜中的酶并不会因为冰冻而遭到破坏。
冰棍慢慢在嘴里融化成水，
甜蜜的滋味在喉咙间肆意流动。
制作冰棍时，可以只用果汁或果昔冰冻，
也可以把喜欢的水果放入其中冷冻。

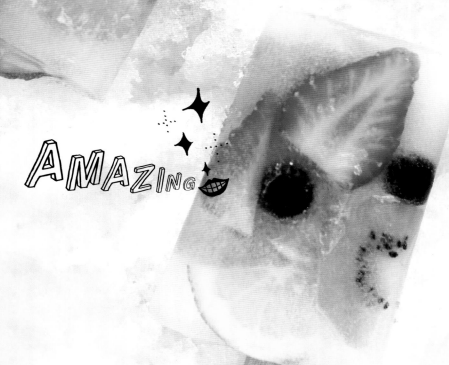

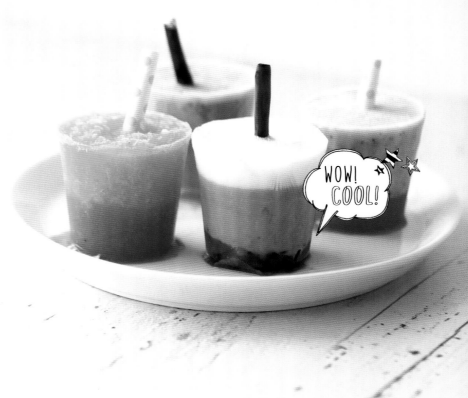

RECIPE

10 ICE BARS

{ 冰棍基础食材 }

椰子汁 —— 3 杯（600ml）

枫糖浆 —— 2 大匙（30ml）

{ 水果 }

猕猴桃 —— 2 个

草莓 —— 1 杯（200ml）

青柠 —— 1 个

蓝莓 —— 1 杯（200ml）

HOW TO MAKE

STEP 1

枫糖浆倒入椰子汁中搅拌均匀。

STEP 2

猕猴桃、草莓、青柠切成薄片。

STEP 3

将切成薄片的水果、蓝莓以及基础食材放入模具中。

STEP 4

插入木棍，放入冰箱冷冻 2 个小时以上。

TIPS

- 椰子汁可用杏仁露或苹果汁等果汁代替。
- 基础食材中可放入一个牛油果，口感更加丝滑。
- 也可以将打成泥的芒果或菠萝放入其中。

Raw Food
YOGURT

　　现在益生菌越来越受人们的青睐，益生菌能够保护肠胃，防止便秘，提高免疫力。另外，还能够促进消化，帮助身体合成所需的维生素。益生菌是存在于肠道中对人体有益的细菌或真菌。由于受暴饮暴食、各种抗生素和化学物质的影响，益生菌变得难以再生。因此，建议大家经常喝含益生菌的发酵饮品。典型的发酵食品酸奶虽然美味营养，但会给乳糖消化不良者带来负担。这样的人可食用由坚果发酵制成的酸奶。

RECIPE

SERVE 3~4

{ 酸奶 }
澳洲坚果 — 1/2 杯（100ml）
腰果 — 1/2 杯（100ml）
水 — 1 杯（200ml）
益生菌胶囊 — 1 个
柠檬汁 — 1 大匙（15ml）

{ 装饰配料 }
蓝莓 — 1/3 杯（70ml）
草莓 — 1/3 杯（70ml）
蜂蜜 — 1 大匙（15ml）

{ 超级粉末 }
龙舌兰糖浆 — 1 大匙（15ml）
黑醋栗粉 — 2 小匙（10ml）
大麦苗粉 — 1 小匙（5ml）

{ 巧克力装饰 }
可可粉 — 2 小匙（10ml）
可可碎仁 — 1 大匙（15ml）
蜂蜜 — 1 大匙（15ml）
香荚兰香精 — 1 小匙（5ml）

HOW TO MAKE

STEP 1
澳洲坚果和腰果放入水中浸泡一天。

STEP 2
将 STEP 1 中食材、水、益生菌胶囊中的粉末一起放入食物加工机或搅拌机中搅拌成泥状。

STEP 3
玻璃瓶中盛入半瓶酸奶，用棉布包住瓶口，并用橡皮筋固定。

STEP 4
在阴凉处放置 1~2 天，直到酸奶发出酸味。

STEP 5
酸奶中加入柠檬汁，然后放入想添加的食材。

TIPS

- 如果买不到益生菌胶囊，可不发酵，直接倒入柠檬汁，以使酸奶发出酸味。

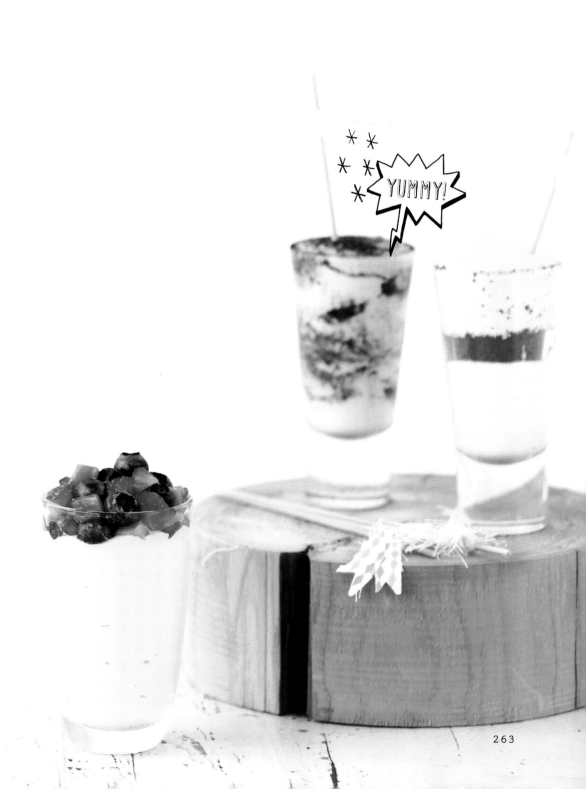

YUMMY!

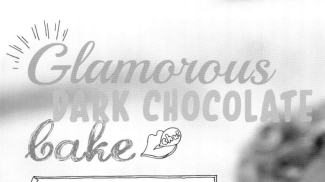

Glamorous DARK CHOCOLATE bake

浓情黑巧克力蛋糕

制作生食蛋糕时,
可用各种坚果做蛋糕底,以增强口感。
我个人最喜欢用胡桃、椰枣和可可粉制作蛋糕底。
蛋糕底可以单独吃,但放入两层蛋糕馅以后,
会让整块蛋糕看上去高档美味。

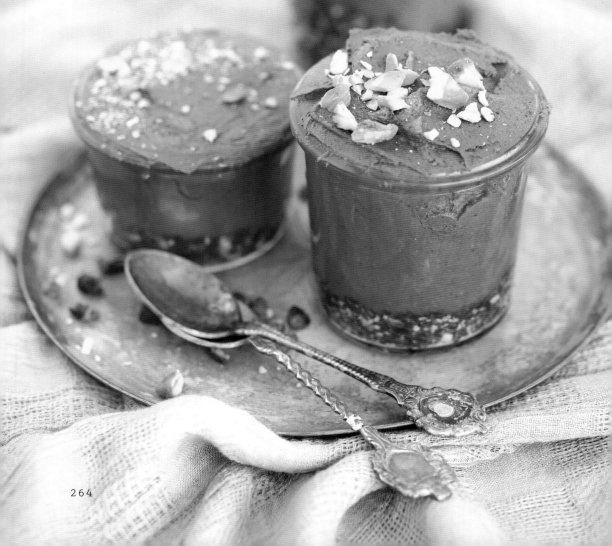

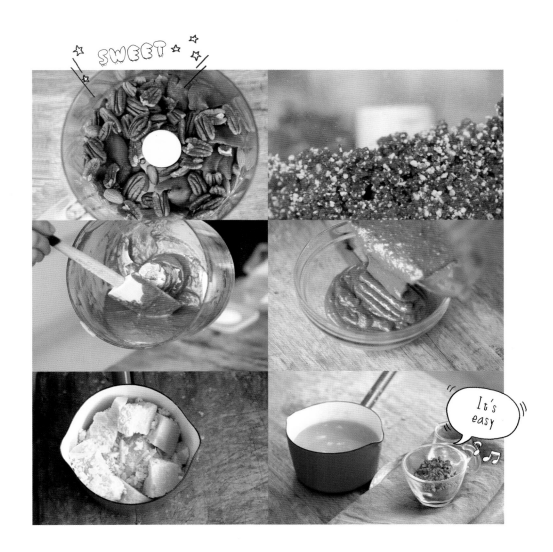

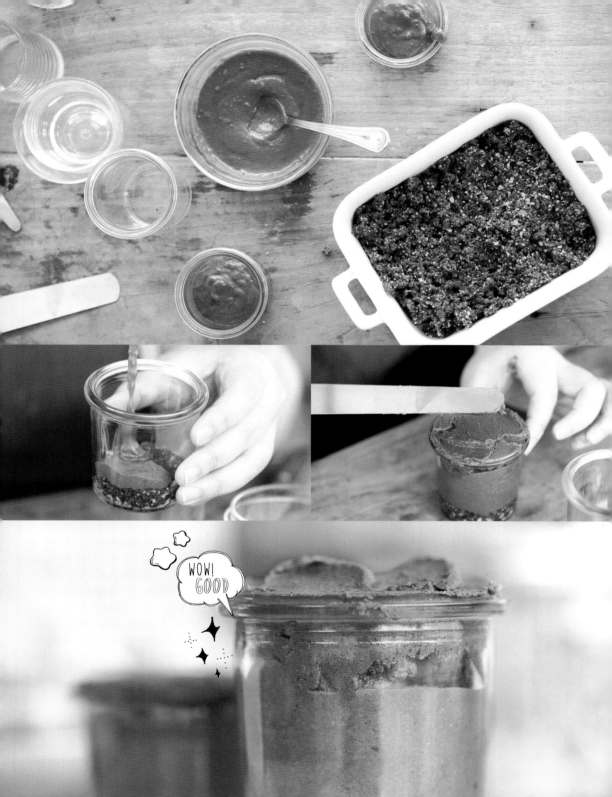

RECICE

{ 蛋糕底 }
胡桃 — 1 杯（200ml）
柿饼 — 1 个 或 椰枣 — 3 颗
可可粉 — 1 大匙（15ml）
食盐 — 少许

{ 蛋糕馅① }
香蕉 — 2 个
可可粉 — 2 大匙（30ml）
椰子油 — 2 小匙（10ml）

{ 蛋糕馅② }
融化的可可脂 — 1/3 杯（70ml）
可可粉 — 2/3 杯（140ml）
阿萨伊浆果粉 — 1/3 杯（70ml）
蜂蜜 — 3 大匙（45ml）
食盐 — 少许

{ 装饰配料 }
榛子或可可碎仁 — 少许

HOW TO MAKE

STEP 1

去除柿饼或椰枣中的果核。

STEP 2

将制作蛋糕底的材料放入搅拌机中搅拌，完成后将其盛入碗中。

STEP 3

蛋糕馅①中的材料放入搅拌机中低速搅拌，并盛入碗中。

STEP 4

可可脂隔水融化后，倒入蛋糕馅②中的材料，并搅拌均匀。将完成的蛋糕馅②盛入碗中。

STEP 5

蛋糕底装入杯子或盘子中，依次放入蛋糕馅①和②。

STEP 6

在蛋糕上面撒上榛子或可可碎仁。

STEP 7

将蛋糕放入冰箱 30 分钟~1 个小时，使其成型。

TIPS

- 也可以使用杏仁代替胡桃。
- 没有可可脂时，只需将蛋糕馅①倒在蛋糕底上即完成蛋糕。
- 蛋糕底材料倒入搅拌机后，选择脉冲式搅拌，以保证胡桃不会被打磨成粉，保留咀嚼的口感。
- 蛋糕馅①是浓稠的巧克力酱，而蛋糕馅②则是丝滑的巧克力。
- 也可以将蛋糕倒入模具中放入冰箱冷冻，以便切块吃。
- 根据自己的喜好调整蜂蜜的用量。

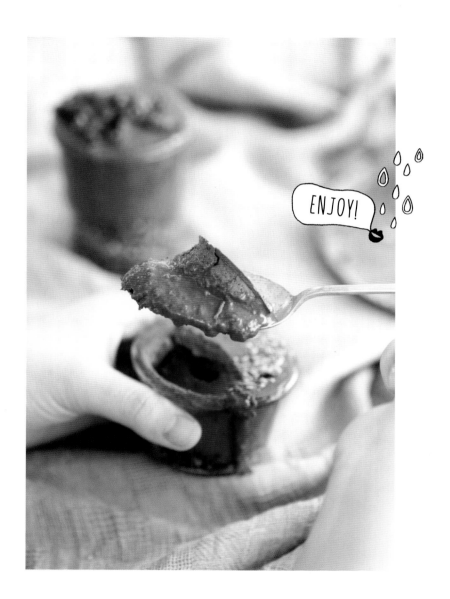

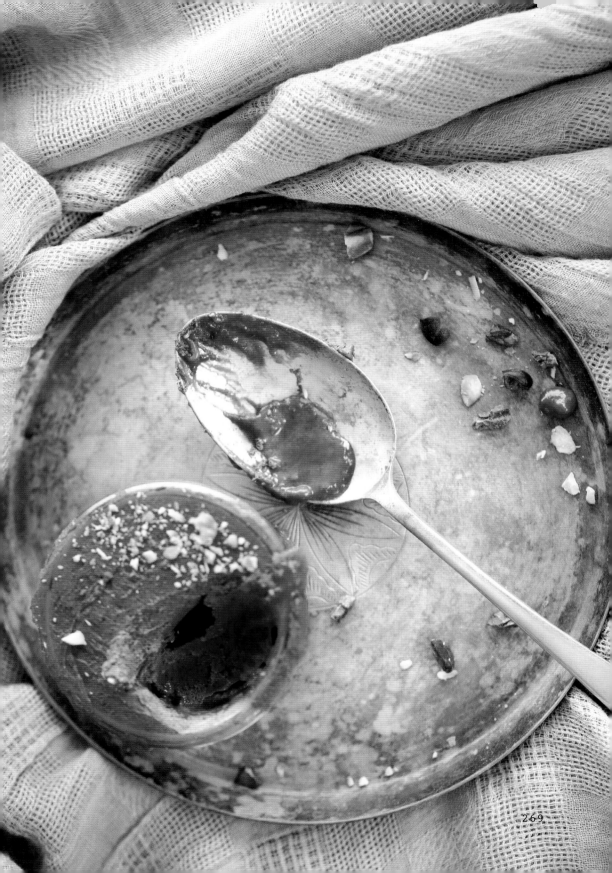

주말 클렌즈

Copyright © 2015 by Kyungmini
All rights reserved.
This Simplified Chinese edition was published
By Hainan Publishing House Co. Ltd. In 2016
by arrangement with Bacdoci. Co., Ltd through Youbook Agency,China
本作品中文简体版权由韩国 100 度出版社经由玉流文化版权代理独家授权。

版权所有　不得翻印

版权合同登记号：图字：30-2016-033 号
　　　图书在版编目（CIP）数据
　　　hello，轻断食 /（韩）庆美妮著；邢青青译 . ——
海口：海南出版社，2016.5（2018.11 重印）
　　　ISBN 978-7-5443-6477-5
　　　Ⅰ . ① h… Ⅱ . ①庆… ②邢… Ⅲ . ①毒物－排泄－食
物疗法 Ⅳ . ① R459.3
　　　中国版本图书馆 CIP 数据核字 (2016) 第 089344 号

hello，轻断食

作　　者：（韩国）庆美妮
译　　者：邢青青
监　　制：冉子健
策划编辑：周　萌
责任编辑：孙　芳　张　雪
执行编辑：周　萌
装帧设计：阿　鬼
责任印制：杨　程
印刷装订：三河市祥达印刷包装有限公司
读者服务：蔡爱霞　郗亚楠
出版发行：海南出版社
总社地址：海口市金盘开发区建设三横路 2 号 邮编：570216
北京地址：北京市朝阳区黄厂路 3 号院 7 号楼 102 室
电　　话：0898-66830929 010-64828814-602
电子邮箱：hnbook@263.net
经　　销：全国新华书店经销
出版日期：2016 年 5 月第 1 版　2018 年 11 月第 4 次印刷
开　　本：787mm×1092mm　1/16
印　　张：17
字　　数：120 千
书　　号：ISBN 978-7-5443-6477-5
定　　价：68.00 元